DES

EAUX MINÉRALES

DE LA SAVOIE

CONTRIBUTION A L'ÉTUDE

de leurs Propriétés physiologiques et thérapeutiques.

AIX. — MARLIOZ. — CHALLES. — MOUTIERS. — BRIDES. — COISE.
LA BAUCHE. — SAINT-GERVAIS. — EVIAN.

PAR

Francis BERTIER,

Docteur en médecine de la Faculté de Paris,
Médecin aux bains d'Aix (Savoie).

PARIS

IMPRIMERIE DE A. PARENT

IMPRIMEUR DE LA FACULTÉ DE MÉDECINE.

rue Monsieur-le-Prince, 31.

1873

Te163
1633

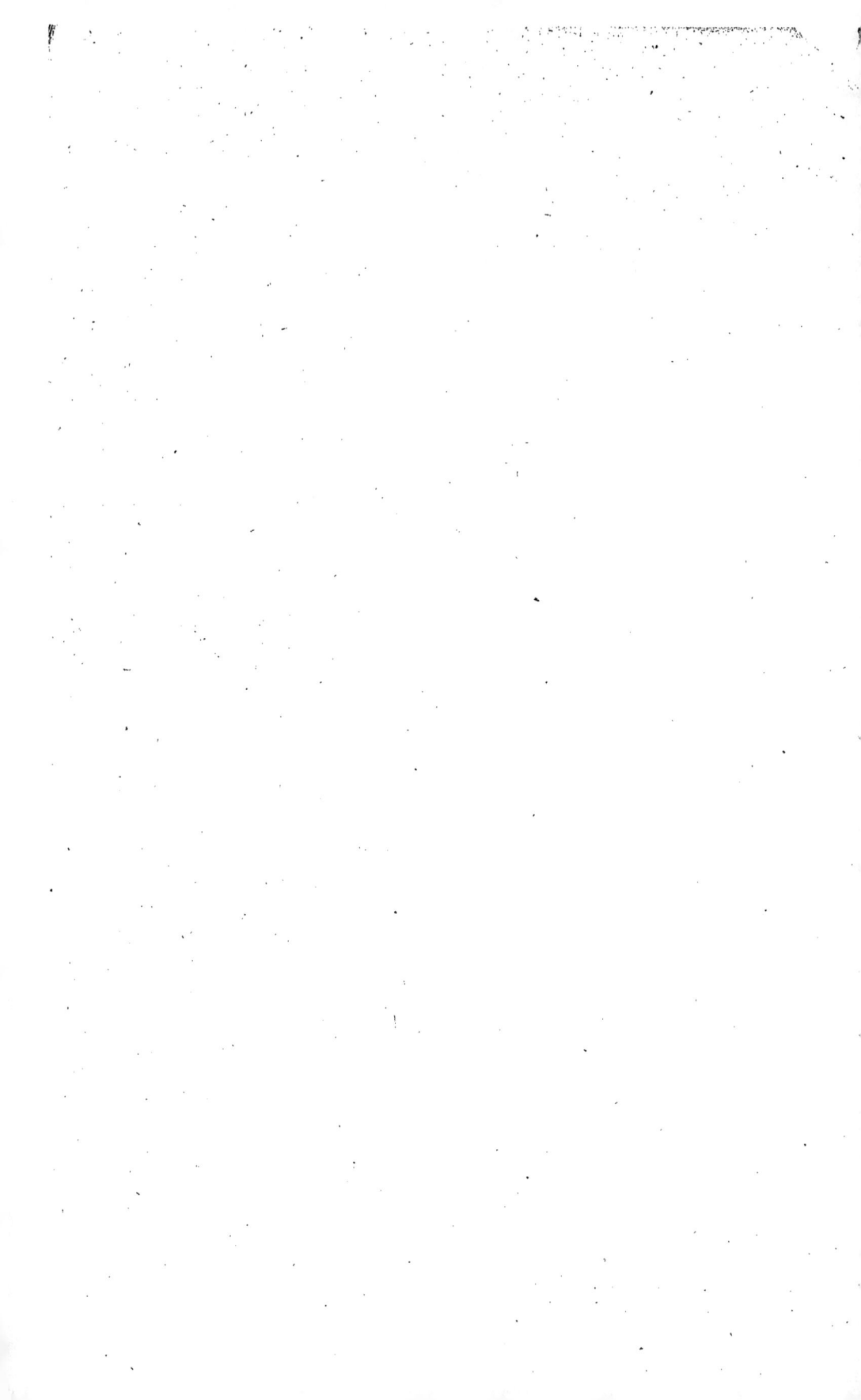

DES

EAUX MINÉRALES
DE LA SAVOIE

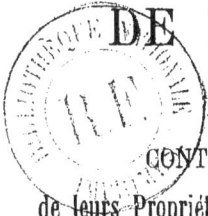

CONTRIBUTION A L'ÉTUDE
de leurs Propriétés physiologiques et thérapeutiques.

AIX. — MARLIOZ. — CHALLES. — MOUTIERS. — BRIDES. — COISE.
LA BAUCHE. — SAINT-GERVAIS. — EVIAN.

PAR

Francis BERTIER,

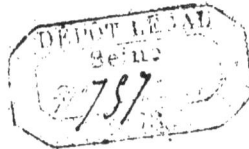

Docteur en médecine de la Faculté de Paris,
Médecin aux bains d'Aix (Savoie).

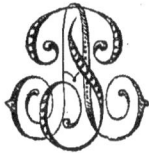

PARIS
IMPRIMERIE DE A. PARENT
IMPRIMEUR DE LA FACULTÉ DE MÉDECINE
31, rue Monsieur-le-Prince, 21

1873

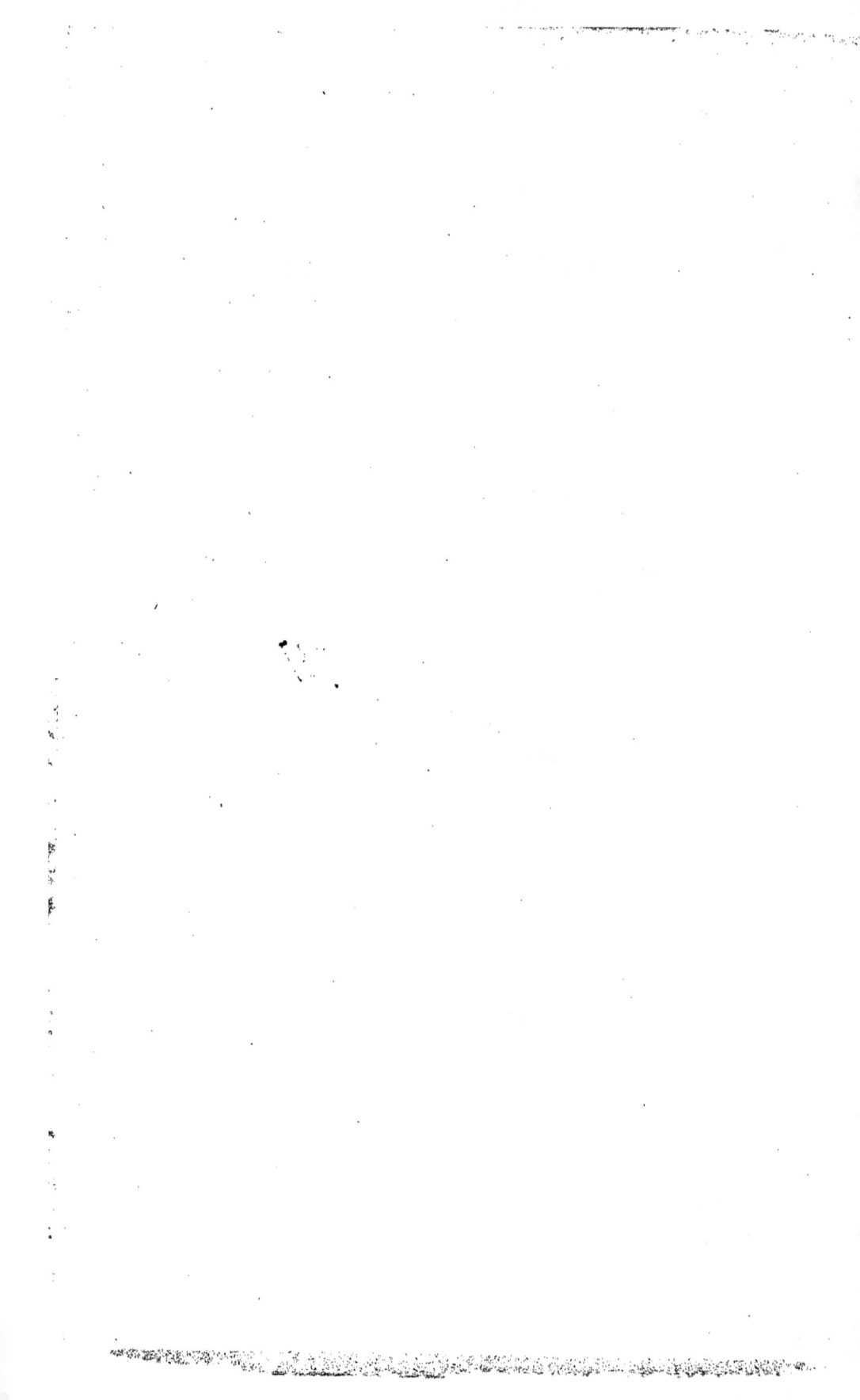

A MON PÈRE

LE DOCTEUR L. BERTIER,

Médecin inspecteur adjoint des bains d'Aix (Savoie),
Membre du Conseil d'hygiène,
Chevalier de la Légion d'honneur.

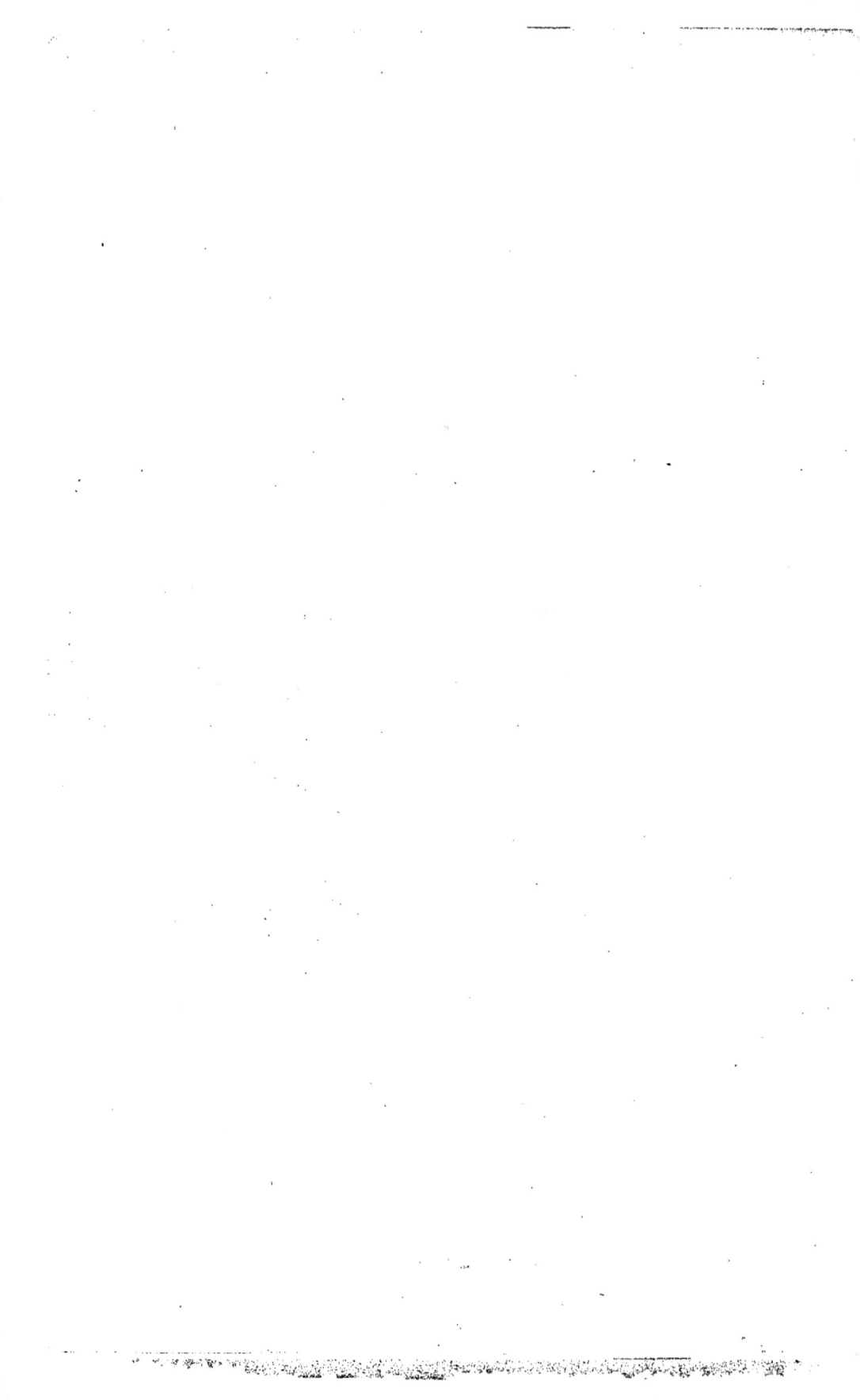

EAUX MINÉRALES

DE LA SAVOIE

—

Contribution à l'étude de leurs propriétés physiologiques et thérapeutiques.

—

AIX. — MARLIOZ. — CHALLES. — MOUTIERS. — BRIDES. — COISE. — LA BAUCHE. SAINT-GERVAIS. — EVIAN.

> Le médecin est le prêtre du Temple : il est là pour éclairer les malades sur la pratique des Eaux, pour les diriger par une bonne méthode, pour rectifier leurs idées, pour chasser leurs préjugés.
>
> (J. L. ALIBERT, *Précis historique sur les eaux minérales*, 1826.)

INTRODUCTION.

Le souvenir de nos malheurs récents et les réflexions qu'ils nous inspirent, ont mis un terme à la faveur imméritée que rencontraient en France les Eaux de l'Allemagne.

Ce résultat fait honneur à notre patriotisme, et, hâtons-nous de le dire, il ne nous impose point un sacrifice préjudiciable aux intérêts de la santé publique, car nous possédons chez nous toutes les ressources de la thérapeutique thermale la plus variée et la plus efficace.

L'honneur d'avoir provoqué ce mouvement, qui nous éloigne des stations balnéaires d'outre-Rhin revient tout entier au Corps médical, et je suis heureux de pouvoir l'affirmer, ses efforts ont été couronnés de succès ; jamais en effet nos villes d'eaux n'avaient été aussi brillantes et aussi fréquentées que cette année.

Pour opérer cette réforme dans nos mœurs, tout a été mis en œuvre : la chaire, le livre, le journal, la clinique, la consultation, ont rivalisé de zèle pour justifier et vulgariser la renommée des sources d'eaux minérales trop méconnues jusqu'ici.

La Société d'Hydrologie, par la plume de son illustre président honoraire, M. Durand-Fardel, vient de publier sur les eaux minérales de France et de l'Allemagne un rapport dont les conclusions ne sauraient trop être répétées.

« 1° La France est la seule contrée de l'Europe qui puisse se suffire à elle-même, pour tout ce qui concerne la thérapeutique thermale.

« 2° Elle n'a besoin de recourir dans aucun cas aux eaux minérales de l'Allemagne.

« 3° Il en serait de même à l'égard des autres contrées de l'Europe, si à la Bohème n'appartenait pas Carlsbad et ses congénères, dont nous ne possédons que des équivalents éloignés. »

M. Rotureau, dont les travaux hydrologiques sont si justement appréciés, a fait paraître un excellent « parallèle » sur le même sujet.

M. Constantin James, qui le premier a rendu accessible à tous l'étude des eaux minérales, a traité également cette intéressante question dans la huitième édition de son Guide pratique aux eaux minérales et aux bains de mer.

Enfin, plus près de nous et mieux à portée d'apprécier nos ressources locales, à l'étude desquelles son nom demeure attaché, M. Pétrequin a doctrinalement et magistralement développé la même thèse, d'abord à la Société de médecine de Lyon, puis au Congrès médical qui vient d'avoir lieu dans la même ville.

Je n'oublierai pas dans cette énumération deux journaux, qui sont entrés résolument dans cette voie de la revendication nationale scientifique : *la Revue d'Hydrologie* et *la Gazette des Eaux*.

Dans une autre sphère et sur un champ plus vaste, un des hommes les plus éloquents de cette Faculté, M. Gubler, professeur de thérapeutique, a consacré tout le semestre d'été à l'étude des eaux minérales de la France. Son cours contient des aperçus absolument nouveaux, et je resterai dans la stricte vérité en déclarant, qu'il aura eu le mérite d'appeler l'attention des médecins sur plusieurs sources minérales remarquables, mais presque ignorées jusqu'ici.

L'impulsion est donc donnée maintenant. Dans un avenir prochain, les localités intéressées auront réalisé sans doute les améliorations de captage, d'aménagement nécessaires et je dois le dire aussi, *nam scribo in aere Gallico*, elles auront créé les distractions artistiques et littéraires qui sont l'élément indispensable de toute station thermale.

Notre pays est déjà la patrie du goût et de l'élégance, il ne craint pas de rivaux pour les productions de l'esprit et de l'art, il ne faut plus que la lourde Allemagne l'emporte sur lui par le confort, et par l'agrément de ses centres balnéaires.

Je me propose de parler ici des principales sources minérales de la Savoie ; mais avant de traiter cette question avec les détails que comporte mon plan, j'en ferai d'abord la nomenclature, et une esquisse sommaire.

En premier lieu se présentent Aix et Marlioz, deux sources sulfureuses qui se complètent merveilleusement l'une par l'autre : Challes, dont les eaux contiennent une quantité de soufre vingt fois plus considérable que celle des groupes pyrénéens les mieux partagés à cet égard, et peuvent se transporter en tous lieux sans rien perdre de leurs propriétés.

Il y a ensuite les eaux de Saint-Gervais, préférées à juste titre dans le traitement de la diathèse dartreuse par deux illustres médecins, Alibert et M. Hardy ; puis celles d'Evian, rangées dans la classe que M. Gubler appelle les eaux inermes : mot qu'il ne faut pas prendre pour synonyme d'inerte, mais qui signifie seulement que l'analyse chimique est impuissante à expliquer leurs effets très-réels, parfois merveilleux.

Il existe de plus en Savoie deux sources thermales qui ne sont point encore assez connues, et sur lesquelles je me propose d'insister particulièrement ; celle de Moutiers et celle de Brides, distantes à peine de trois kilomètres l'une de l'autre. La nature semble les avoir placées à dessein dans ces conditions de proximité, pour offrir par leur réunion les éléments d'une médication complète.

Voici comment M. Gubler s'est exprimé sur les eaux de Moutiers, dans son premier cours, au moment où il passe en revue les différentes eaux chlorurées sodiques fortes et thermales :

« Il en est une autre presque ignorée des médecins de Paris et pourtant bien digne d'être connue : celle de Moutiers (Savoie) qui possède 17 gr. 16 cent. de sels, c'est-à-dire la minéralisation de la principale source de Nauheim, la Kurbrunnen, avec une température beaucoup plus élevée (38 degrés centigrades) et une telle abondance d'eau, que l'on peut s'y baigner à eau courante. Ajoutons que la station de Moutiers, située à une altitude déjà notable. bien que dans la région de la vigne, offre des conditions exceptionnellement favorables à la clientèle ordinaire des eaux chlorurées sodiques. »

Enfin, et en terminant, je dirai quelques mots de la source de la Bauche, une des plus ferrugineuses de la France, et des eaux de Coise que M. Gluber recommande comme eau de table dans certaines maladies générales, et principalement dans l'affection goitreuse.

Le savant docteur Bertini, de Turin, dans un intéressant travail qu'il publia en 1843, sur les eaux minérales des Etats sardes, signalait trente trois sources médicinales en Savoie: depuis cette époque on en a découvert dix autres.

Il ne saurait entrer dans le cadre de cette étude, de décrire, de mentionner même ces sources qui sont au reste la plupart inexploitées.

Je me bornerai à en citer quelques-unes, sur lesquelles je n'insisterai pas autrement.

Arbonne (1) qui contient par litre 280 grammes de sel marin pur ! les eaux sulfureuses et alcalines de La Caille, situées sous le célèbre pont de ce nom, où se trouve un établissement fort bien aménagé. Les eaux ferrugineuses de la Boisse près de Chambéry, les eaux sulfureuses du petit Bornand et de Chamounix. Les eaux salines gazeuses et thermales de Léchaillon en Maurienne, etc.

De cette énumération rapide, il résulte que l'hydrologie minérale

(1) Arbonne, province de Taranteise (Savoie) : analysée par Ch. Calloud.

de la Savoie est une des plus complètes et des plus intéressantes que l'on puisse rencontrer.

Je serais bien tenté par l'occasion qui s'offre si naturellement à ma plume, de consacrer quelques lignes à ce pays, qui fut le berceau de la Maison de Savoie, de célébrer ses lacs enchanteurs, qui inspirèrent Lamartine, ses austères ou coquettes montagnes, la douceur de son climat et la variété infinie de ses paysages avec leurs excursions chères au touriste. Mais, le temps me manque aujourd'hui pour entrer dans tous ces développements, et je me propose simplement de réunir en un seul tableau ce qui a été dit et écrit de mieux sur ces principales sources, ce qui au double point de vue de la physiologie et de la thérapeutique doit être désormais accepté comme point de départ et base solide pour de nouvelles investigations.

Et, je l'avouerai sans détour, l'expérience d'un père bien-aimé, médecin depuis trente ans aux eaux d'Aix, a singulièrement facilité ma tâche : c'est lui qui m'a guidé, éclairé, soutenu dans cette étude parfois ingrate. C'est donc en toute justice comme en toute reconnaissance que, m'appropriant le mot du grand orateur romain plaidant pour son poëte et pour son maître, je dirai : *Si quid est in me ingenii, Judices, quod sentio quam sit exiguum*, c'est à ce précieux concours d'un père instruit et dévoué que j'en suis redevable.

AIX-LES-BAINS, MARLIOZ, CHALLES

Aix-les-Bains est sans doute la reine de nos stations thermales; mais les sources de Marlioz situées dans son voisinage, et celles de Challes qui en sont à peine éloignées de vingt kilomètres lui prêtent un utile concours dans la pratique hydrominérale. Il existe entre ces trois groupes une solidarité qui résulte des éléments dont ils se composent et que confirme chaque jour l'expérience. Ces trois sour‍ces quoiques douées de propriétés diverses, présentent cependant des analogies qui permettent des combinaisons de traitement, répondant de la manière la plus complète et la plus heureuse, à tous les besoins et à toutes les indications de la thérapeutique sulfureuse.

J'ai dû ainsi les réunir dans une étude commune et me borner à une simple division de mon travail en paragraphes, correspondant aux parties principales du sujet à traiter.

Avant de terminer je dirai quelques mots de la source de Saint-Simon, située à un kilomètre au nord d'Aix, et dont les eaux alcalines sont recommandées comme boisson de table.

§ 1. — AIX-LES-BAINS.

Sources sulfurées calciques et sulfydrées.

On se rend de Paris à Aix par Mâcon, Bourg et Culoz. Aix est une station du chemin de fer de Paris en Italie, placée à une distance à peu près égale de Lyon et de Genève.

Ses eaux étaient déjà célèbres du temps de la République romaine. On les appela successivement *aquæ allobrogum* et *aquæ domitianæ*, du nom de Domitien, proconsul de Jules César, qui le premier y fit construire des bains. Plus tard elles prirent le nom d'*aquæ gratianæ* sans doute pour perpétuer le souvenir des bienfaits que l'Empereur romain Gratien répandit sur cette ville.

Les vestiges de monuments de cette époque ancienne que l'on a découverts à Aix, témoignent de la réputation de ses eaux, auprès des maîtres du monde. Mais cette renommée s'éclipsa ensuite pendant plusieurs siècles, enveloppée qu'elle fut dans le cataclysme de la chute de l'empire romain et de l'invasion des barbares dans les Gaules.

« A ce point, dit M. Charles Despine dans une thèse imprimée en 1802, et qui a pour titre : *Essai sur la topographie médicale d'Aix en Savoie et sur ses eaux minérales* à ce point qu'on « avait même entièrement perdu le souvenir de leurs ouvrages. Les bains de Gratien étaient enfouis sous cinq à six pieds de terre, le *vaporarium* comblé, *e temple de Diane* converti en une cave, *l'arc de Campanus* en une écurie, les eaux perdues en partie par les détériorations du roc qui les renferme et l'élévation du sol; les inscriptions mutilées, la plupart des médailles perdues, etc., etc. »

La restauration des thermes d'Aix fut commencée par le roi de Sardaigne, Victor Amédée III, qui y séjourna avec sa cour, en 1784. Ce prince y créa un établissement fort remarquable pour ce temps là, et qui, augmenté encore sous le règne de Charles Albert, forme comme l'embryon du magnifique édifice que l'on y admire aujourd'hui.

L'augmentation progressive du nombre des baigneurs rendait en effet nécessaire le développement proportionnel des moyens balnéaires. Les administrations locales firent tous leurs efforts pour créer les ressources pécuniaires qui leur manquaient. De nouveaux et importants travaux furent entrepris avec le concours de toute la province savoisienne; mais l'agrandissement des bains d'Aix ne put être poursuivi sur une échelle un peu considérable, que par un fermier des jeux publics qui prit à bail le Casino et l'établissement thermal. Et ce bail ayant été rompu en 1855 avant l'achèvement des travaux, le Gouvernement français dut compléter l'œuvre après la réunion de la Savoie à la France. Plus de deux millions ont été dépensés dès lors pour mettre l'établissement dans son état actuel et y créer un hôpital pour les baigneurs pauvres. Les sources, les constructions, le parc qui les avoisine, tout est maintenant la propriété de l'Etat.

La ville d'Aix est bâtie sur le versant inférieur des collines qui forment la base de la montagne de Mouxy. Des prairies, des champs entremêlés de vignes, et des jardins où croissent le figuier, l'amandier, le grenadier même, s'étendent entre les habitations destinées aux baigneurs, et le poétique lac du Bourget. La nature a créé là une vallée ravissante et fertile, dont l'horizon est terminé par les derniers côntreforts des Alpes s'abaissant vers la France, et par un premier plan de cotaux couronné de bois qui la protégent contre la violence des vents.

La population sédentaire de la ville est d'environ 4,000 habitants. Son altitude au-dessus du niveau de la mer est de 260 mètres. La température moyenne, pendant la saison propice à la cure, est de 21 degrés centigrades. Les variations atmosphériques y sont peu sensibles à cette époque, l'établissement thermal est ouvert toute l'année, et on pourrait grâce à la douceur du climat faire usage des eaux en tout temps; mais en réalité les malades n'y séjournent guère que du 1er mai au 1er novembre. Et c'est en effet là le moment le plus favorable pour suivre un traitement complet.

Grâce à ses conditions de topographie et de climat, la vallée d'Aix est douée d'une salubrité exceptionnelle, tellement qu'on n'y a jamais vu régner la moindre épidémie. Daquin qui écrivait en 1773, nous apprend à ce sujet que : « la peste régnant à Chambéry en 1564, le Sénat et la Chambre des comptes (du duc de Savoie) quittèrent cette ville au commencement de novembre pour aller tenir leurs séances à Aix, où par rapport à la salubrité de l'air, ils demeurèrent jusqu'à la fin du mois. »

Le choléra lui-même n'y a jamais exercé ses ravages, et l'année dernière tandis que la petite vérole sévissait dans certaines parties de la France et de la Suisse ainsi que dans les localités environnantes, Aix est restée complètement à l'abri de ce fléau.

Deux sources alimentent l'établissement thermal d'Aix, l'une dite d'alun (sans que cette dénomination se rapporte aux substances que renferme l'eau de cette source), l'autre appelée eau de soufre. Leur débit est considérable; il atteint le chiffre de quatre millions et demi de litres par vingt-quatre heures (en chiffres ronds 4,512,000 lit.).

Ces eaux ne diffèrent guère que par leurs points d'émergence, elles sont à peu près identiques sous le double rapport de la miné-

ralisation et de la température, celle-ci étant aux deux griffons de
45 à 46 degrés centigrades. Quant à leur minéralisation ou composition chimique, nous allons la faire connaître, en citant le résultat des expériences de M. Joseph Bonjean, pharmacien à Chambéry,
dont l'autorité est grande en cette matière, en raison des travaux
consciencieux auxquels il s'est livré :

Voici l'analyse des sources de soufre et d'alun, par M. Bonjean.

SUBSTANCES contenues dans 1.000 grammes d'eau	SOURCE DE SOUFRE 1838	SOURCE D'ALUN 1838
Azote......................................	0.03204	0.08040
Acide carbonique libre....................	0.02578	0.01334
Acide sulfhydrique libre..................	0.04140	0.04140
Oxygène...................................	»	0.01840
Acide silicique...........................	0.00500	0.00430
Phosphate d'alumine.......................		
— de chaux......................	0.00249	0.00260
Fluorure de calcium.......................		
Carbonate de chaux........................	0.14850	0.18100
— de magnésie...................	0.02587	0.01980
Bicarbonate de fer........................	0.00886	0.00936
— de strontiane.................	traces	traces
Sulfate de soude..........................	0.09602	0.04240
— de chaux..........................	0.01600	0.01500
— de magnésie.......................	0.03527	0.03100
— d'alumine.........................	0.05480	0.06200
— de fer............................	traces	traces
Chlorurure de sodium.....................	0.00792	0.01400
— de magnésium..................	0.01721	0.02200
Iodure alcalin............................	traces	traces
Glairine..................................	quantité indéter.	quantité indéter.
Perte.....................................	0.01200	0.00724
Parties solides sur 1000 gr...............	0.43000	0.41070
Température centigrade....................	45°	46°

D'après MM. Ossian Henry fils et Bonjean qui ont fait en commun des expériences sur ces eaux au cabinet de chimie de la Faculté de Paris, par dix litres d'eau, on trouve :

Source de soufre........ iode 0.000486 : Brome 0.000218
    —   d'alun....>......   — 0.003782 :   —   traces.

Ces sources sont surtout remarquables par la grande proportion d'hydrogène sulfuré qu'elles exhalent. Malgré cette abondance de gaz sulfureux elles ne marquent que 4 degrés au sulfhydromètre. « Fontan, dit M. Durand-Fardel, remarque que les eaux d'Aix sont peu sulfurées. Il serait peut-être plus vrai de dire' qu'elles perdent très-rapidement leur principe sulfureux. Aussi déposent-elles beaucoup de soufre et de l'acide sulfurique en quantité, lequel va se déposer en formant des sulfates sur les murailles, le fer, le bois qu'il rencontre, rongeant les étoffes. »

(Durand-Fardel, *traité thérapeutique des eaux minérales de France et de l'étranger*, 1857).

Le docteur Berthet qui a publié un excellent traité sur les thermes d'Aix, dit encore à ce propos : « Les épreuves sulf'hydrométriques ne nous paraissent pas exprimer exactement le degré de sulfuration des eaux minérales, et il est impossible que des eaux qui, par le seul fait de leur communication avec l'air atmosphérique, produisent d'énormes dépôts de soufre, ne soient pas sulfureuses à un très-haut degré et ne jouissent pas d'une action énergique sur l'économie animale. Elles le contiennent, sans doute, dans des combinaisons que n'ont pu encore atteindre nos instruments ou nos réactifs; mais puisqu'elles le contiennent, le passer sous silence serait s'écarter de la rigueur que la science impose à ses procédés et à ses raisonnements. »

Le cadre de cette étude ne me permet pas de faire une description détaillée des divers moyens balnéothérapiques employés à l'établissement d'Aix. (L'abondance des eaux permet de les varier à l'infini.) Pour en donner un aperçu, je vais les énumérer rapidement.

16 grandes douches diverses.

32 cabinets de bains (32 nouveau sont en construction, ce qui portera le nombre total à 64, dont moitié pour chaque sexe).

2 vastes piscines de 80 mètres cubes chacune.

2 anciennes piscines.

2 piscines de famille avec douches dites *douches impériale*·

2 cabinets de douches de cercle et de siége.

2 cabinets de douches en jet et en colonne.

2 salles d'inhalation et de pulvérisation.

4 locaux destinés aux bains et douches de vapeur dites Berthollet.

3 douches locales.

3 cabinets de bains de vapeur en boîte.

2 douches d'enfer.

2 salles pour les douches pharyngiennes soit pulvérisées soit directes.

Le débit de ces deux sources étant, ainsi qu'il a été dit plus haut, de plus de 4 millions de litres par jour, et le débit de la nuit étant accumulé dans de vastes réservoirs, aménagés de manière à conserver la chaleur originaire de l'eau (46° cent.), on donne chaque jour, et même presque exclusivement dans la matinée, plus de 1,200 bains, 2,000 douches, 200 inhalations, soit en tout 3,400 opérations principales, sans parler de quelques applications accessoires telles que douches ascendantes, etc.

§ 2. — MARLIOZ.

Sources sulfurées sodiques fortes, iodurées et bromurées faibles.

Le parc de Marlioz, au milieu duquel est construit l'établissement de ce nom, est relié à Aix par une belle avenue longue de 1,200 mètres, avec doubles trottoirs et double bordure d'arbres de haute tige.

Marlioz est une propriété privée, et l'intelligent fermier de cet établissement, M. Mottet, n'a rien négligé pour le confort, l'agrément et l'élégance de toute chose.

L'établissement est situé au midi de la ville d'Aix, et a la même altitude (260 mètres). Il jouit des mêmes avantages de climat; et, à ce point de vue, cette station est déjà bien préférable à celle d'Allevard, qui est élevée de 500 mètres au-dessus de la mer, et sujette d'ailleurs à de très-fortes variations de température, peu favorables aux poitrines malades ou délicates. D'autre part, le degré de minéralisation, l'installation, le site lui-même, constituent, au profit du premier de ces établissements, une incontestable supériorité sur le second (1).

Trois sources émergent dans le parc de Marlioz, et, quoiqu'elles présentent la même composition chimique, on leur a donné à chacune un nom différent. Il y a la source *Bonjean*, la source d'*Esculape* et la source *Adélaïde*. D'après MM. Pétrequin et Bonjean, elles marquent 24° à 30° au sulfydromètre (2).

Leur température est de 14 degrés centigrades, et leur débit total de 5,000 litres d'eau par jour.

L'analyse chimique de l'eau de Marlioz a été faite par M. J. Bonjean, qui a trouvé, dans 1,000 grammes d'eau :

Acide sulfhydrique	6.70
— carbonique	4.64
Iode	0.0001944
Brome	0.0000515
Sulfure de sodium	0.067
Sulfate de soude	0.025
— de chaux	0.002
— de magnésie	0.018
Chlorure de sodium	0.018
— de magnésium	0.014
Carbonate de chaux (bicarb.)	0.186
— de magnésie	0.012
— de soude	0.040
Acide silicique	0.006
Carbonate de fer	0.013
— de manganèse	0.001
Sulfate de fer	0.007
Glairine	indét.
Perte	0.017
Total	0.429

(1) « Les malades qui viennent passer une saison à Allevard, doivent se munir d'habits légers qui leur sont utiles pendant les chaleurs excessives du milieu du jour, et de vêtements chauds et épais pour le soir et le matin, moments où la température descend tout coup de plusieurs degrés. » Et plus loin : « C'est une des rares stations de France où il faut pas arriver trop tôt et partir trop tard. » (Rotureau. Des principales eaux minérales de l'Europe.)

(2) De l'action des eaux minérales d'Aix, par M. Pétrequin (1852)

L'eau de Marlioz est faiblement bromo-iodurée et fortement sulfureuse (plus que les sources des Pyrénées); elle contient du fer, du manganèse, et elle est, en outre, légèrement alcaline.

Nous donnons ci-après un tableau comparatif de la minéralisation des sources de Marlioz et de celles qui sont le plus renommées en France, dans l'affection des voies respiratoires. Ce tableau est dû à notre illustre chimiste savoisien, M. J. Bonjean.

On verra par là que Marlioz est, parmi toutes, l'eau la plus minéralisée et la plus riche en soufre : celle de Challes seule lui est supérieure.

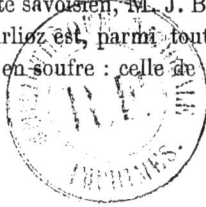

Bertier.

2

TABLEAU COMPARATIF
de la quantité de soufre contenue dans l'eau de Marlioz et les eaux sulfureuses de France les plus réputées.

LOCALITÉS.	TEMPÉRATURE des sources.	POUR UN LITRE.		IODE.	BROME.
		Degrés sulfhydrométriques.	POIDS du soufre en grammes		
	Degrés.				
Marlioz...............................	44	30°	0,038	0,0001944	0,0000545
Allevard..............................	24	28°	0,035	traces.	traces.
Bagnères de Luchon : plusieurs sources......	31 à 68	23° La plus forte source La Reine..			
Bagnols...............................	45	20°	0,025	»	»
Le Vernet.............. id.	33 à 58	18° La plus forte.	0,022	»	»
Enghien...............................	10 à 14	14°	0,016	»	»
Amelie-les-Bains......... id.	40 à 64	13°	0,016	»	»
Baréges................. id.	31 à 45	12° La plus forte.	0,015	»	»
Uriage................................	21 à 45	11°	0,013	traces.	»
Ax.................... id.	42 à 73	8°	0,010	»	»
Pierrefonds............................	12	8°	0,010	»	»
Vinça............................	23	8°	0,010	»	»
Bonnes................................	32	6°	0,007	»	»
Cauterets (source Larramieu)...............	43	6°	0,007	traces.	»
Saint-Sauveur.........................	22	6°	0,007	traces.	traces.
Saint-Honoré..........................	32	4°	0,0012	»	»

— 18 —

Les plus fortes et les plus réputées de ces sources, Allevard, Bagnols, Bonnes et Uriage, doivent leur principe sulfureux à du gaz acide sulfhydrique libre, sans sulfure, tandis que les sources de Marlioz sont minéralisées à la fois par un sulfure alcalin et de l'acide sulfhydrique libre, ce qui permet de la transporter à distance sans décomposition. La plupart des eaux réputées dans ce tableau sont en outre privées d'iode et de brome, principe existant dans les eaux de Marlioz.

L'établissement de Marlioz possède :

1 très-belle buvette,
2 vastes salles d'inhalation,
9 cabinets de bains (3 nouveaux sont en construction),
1 douche froide,
2 douches ascendantes,
7 appareils complets de pulvérisation,
4 douches de siége et ascendantes.

§ 3. — CHALLES.

Sources thermales iodurées et bromurées, sulfurées sodiques fortes.

Les sources de Challes sont situées à 5 kilomètres de Chambéry. Elles ont été découvertes, en 1841, par le Dr Domenget. Elles sourdent des fissures d'une roche schisteuse, veinée de bandes de chaux carbonatée et cristallisée.

Cette station minérale est située dans une vallée large et belle. Depuis la terrasse du château, qui domine les sources, la vue s'étend sur la chaîne des Alpes dauphinoises, leurs sommets couverts de neiges éternelles offrent un spectacle grandiose, pareil à celui que présentent les Alpes bernoises vues depuis le Gensly, à Berne.

Il y a trois sources principales : la grande source, la petite source et la source du Puits.

La première seule est fortement minéralisée ; les deux autres le sont à peine, et n'ont, du reste, pas été analysées. Ce n'est donc que de la première qu'il s'agira dans ce travail.

Sa température est de 12° centigrades.

L'établissement de Challes est situé à 300 mètres au-dessus du niveau de la mer. La température moyenne des mois de la saison est de 22° centigrades. On peut séjourner à Challes depuis le 1er mai jusqu'au 15 octobre.

M. Rotureau, dans son excellent livre sur *les principales Eaux minérales de l'Europe*, donne à ces eaux la désignation de *sulfureuses faibles ;* c'est là un jugement erroné, comme le démontre l'analyse. Elles méritaient le titre de sulfurées sodiques fortes. Voici ce que dit M. Gubler dans son premier cours, lorsqu'il énumère les richesses hydriatiques de la France :

« Challes, la plus minéralisée des sources sulfureuses, est vingt fois aussi riche en sulfure de sodium que les eaux les mieux partagées à cet égard. »

L'analyse de la grande source, faite par M. O. Henry, a donné pour 1,000 grammes d'eau :

Principes volatils..	traces légères.
Azote.	

PRINCIPES FIXES.	GRAMMES.
Chlorure de magnésium.	0,0100
Chlorure de sodium.	0,0814
Bromure de sodium.	0,0100
Iodure de potassium.	0,0099
Sulfure de sodium.	0,2950
Carbonate de soude anhydre.	0,1377
Sulfate de soude anhydre.	0,0730
Sulfate de chaux.	
Carbonate de chaux.	0,0410
— magnésie.	0,0430
— strontiane.	0,0300
Phosphate d'alumine et de chaux.	0,0580
Silicate d'alumine et de chaux.	
Sulfate de fer et de manganèse.	0,0015
Matière organique (glairine).	0,0221
Soude libre.	traces sensibles.
Pertes.	0,0325
Total des matières fixes.	0,8451

« L'eau de Challes peut être bue sans difficulté à la dose de plusieurs verres par jour, soit pure, soit coupée avec d'autres liquides appropriées.

« Elle supporte une température de 70 à 75 degrés centigrades sans subir de changement; en conséquence, elle pourrait, comme les eaux sulfureuses froides d'Enghien, d'Uriage, de Chamounix, être chauffée dans des appareils convenables pour l'usage extérieur des bains et des douches.

« Nous avons dit précédemment que, mise en bouteilles au sortir de la roche, puis gardée dans des vases parfaitement bouché, elle se conserve longtemps tout à fait intacte, et peut être exportée au loin avec la plus grande sécurité.

« D'après toutes ces considérations, on ne saurait méconnaître que l'eau de Challes est fort remarquable, non-seulement par sa grande richesse sulfureuse, mais encore par la parfaite neutralité du sulfure alcalin, par la présence de l'iodure de potassium et celle du carbonate alcalin qui s'y trouvent associés ; que sa facile conser-vation offre un avantage réel pour l'expédier au loin, etc. » (Extrait du rapport sur la nature chimique de l'eau sulfureuse, alcaline, iodurée et bromurée de Challes en Savoie, par M. O. Henry, membre et chef des travaux chimiques de l'Académie.)

Un chimiste distingué de Chambéry, M. Charles Calloud, dans un mémoire qu'il a publié à l'occasion de la collection des eaux minérales de la Savoie, envoyée à l'Exposition de Turin 1858, parle des eaux minérales de Challes en ces termes : « Les eaux de Challes sont les plus riches et les mieux minéralisées de toutes les eaux sulfureuses connues. La proportion de leur principe de sulfuration a quelque chose de vraiment phénoménal : 550 milligrammes de sulfure de sodium anhydre par 1,000 grammes d'eau ! Cette proportion étonne quand on songe que la dixième partie du soufre des eaux de Challes a suffi pour accorder le premier rang aux eaux les plus sulfureuses des Pyrénées. Celles-ci marquent au plus de 25 à 30 degrés de sulfuration, celles de Challes, 180.

« Une expérience des plus faciles convaincra de la richesse sulfureuse de ces eaux remarquables ; un litre suffit pour décolorer plus de 20 grammes de teinture d'iode, et cette réaction amène une si abondante précipitation de soufre, que l'eau en devient blanche comme du lait. Mais cette sulfuration extraordinaire acquiert encore un plus grand intérêt par la présence dans l'eau de principes alcalins et bromo-iodés, et par l'absence de tout élément décomposant, fait extrêmement rare dans la minéralisation des eaux sulfureuses. »

Les sources appartiennent à une société qui a fait transformer le château de Challes en un magnifique hôtel ; de nombreux cabinets de bains, des appareils de pulvérisation y sont déjà installés, et à partir de 1873, il y aura près du Griffon une buvette élégante et une vaste salle d'inhalation.

SAINT-SIMON.

L'eau de Saint-Simon, située à un kilomètre d'Aix, est limpide inodore et incolore ; sa réaction est alcaline : sa température est de 19°,8, celle de l'air étant de 24°.

D'après M. de Kramer, elle contient par litre :

Carbonate de chaux...............	0,23521
— magnésie............	0,16162
Chlorure de magnésium............	0,00029
Sulfate de magnésie...............	0,01124
— potasse...............	0,00391
— soude...............	0,00889
Acide silicique.................	0,00825
Alumine, fer..................	0,00172
Matière organique...............	0,020626
Perte....................	0,002626
Total des matières fixes........	0,469216

M. Pétrequin y a signalé des traces d'iode. Cette source est très-employée comme eau de table. Elle est très-facilement supportée par l'estomac des personnes nerveuses et délicates. Elle réussit très-bien dans les gastralgies, les catarrhes vésicaux, les complications graveleuses et goutteuses.

§ 4. — ACTION PHYSIOLOGIQUE DES EAUX D'AIX, DE MARLIOZ ET DE CHALLES.

Il est facile de ramener les diverses médications, stimulante, révulsive, perturbatrice, altérante, tonique et sédative, dont parlent les nombreuses notices médicales écrites sur les eaux d'Aix, à deux types généraux qui sont : 1° la médication stimulante ou excitante; 2° la médication sédative.

J'étudierai donc dans les eaux d'Aix les deux actions qui répondent à cette double médication.

Disons tout de suite que la première réclame dans son emploi beaucoup de prudence et de discernement. Voici en effet com-

ment s'exprimait à cet égard le D' Bertier, mon père, dans une brochure publiée en 1853 et qui a pour titre : *Remarques sur l'action
des eaux d'Aix dans la phthisie pulmonaire* :

« D'où vient donc ce danger ? Il est le résultat de l'abus que l'on fait
trop souvent de la douche, en s'y livrant imprudemment et sans se
soumettre à la direction toujours nécessaire d'un médecin. En agissant
de la sorte, on s'expose, en effet, à de fâcheuses conséquences ; car
la douche et le bain de vapeur impriment aux eaux une force et
une activité énormes. C'est même dans ce mode d'application que
se trouve concentrée leur valeur exceptionnelle, c'est à lui que les
eaux d'Aix doivent leur antique réputation. Ce sont les douches et
les bains de vapeur qui réalisent chaque année tant de cures merveilleuses. »

Certains médecins (1), effrayés des résultats obtenus par l'usage
intempestif de cette méthode de traitement, avaient même résolu
de bannir complètement de nos eaux la médication stimulante. La
pratique de mon père, celle de M. le D' Despine, qui repré-
sente l'expérience de deux générations de médecins, me permettent
d'affirmer que cette médication stimulante n'est pas à redouter
lorsqu'il en est fait un usage opportun, et conforme aux indications
que j'exposerai plus loin.

Disons-le ici, pour ne pas y revenir, ces effets d'excitation ne
sont pas dus à l'action intrinsèque des eaux d'Aix, puisque leur
minéralisation consiste surtout en un gaz hyposthénisant l'hydrogène
sulfuré. Telle est, en effet, l'opinion émise à ce sujet par M. Durand
Fardel, dans son *Traité de thérapeutique des eaux minérales de France
et de l'étranger* (page 99) :

« Cette station thermale, dit-il en parlant d'Aix, est d'une grande
importance, moins peut-être pour la qualité intrinsèque de ses eaux

(1) « ..... En un mot la médication change ; d'éminemment stimulante et révulsive ou
perturbatrice qu'elle était, elle s'élève au rang de médication altérante tonique ou sédative ; les crises ne sont plus recherchées et la boisson des Eaux de Marlioz surtout prend
une plus grande extension et joue un rôle très-important ; on se sature davantage, on se
surexcite moins, etc... » Et plus loin : «Voilà bien un retour marqué vers une médication
nouvelle. » — (Compte-rendu des eaux d'Aix par le D' Vidal, 1859.)

que pour leur extrême abondance, leur température dont on y sait tirer un excellent parti, et le perfectionnement extrême de leur aménagement et de leurs modes d'administration. Tel est même le développement donné à cette partie du traitement, qui comprend les douches, les étuves, le massage, etc., que les qualités chimiques ou médicamenteuses de l'eau minérale semblent disparaître en grande partie devant un ordre tout différent des moyens d'action. »

La médication stimulante est due à trois causes, savoir :

1° La dynamisation apparente ou latente qui comprend la chaleur et l'électricité ;

2° L'action mécanique ;

3° La combinaison chimique.

1° Les recherches de M. Scuttelen prouvent, d'une façon irrécusable, que l'électricité joue un rôle important dans les eaux minérales. Mais tout en reconnaisant l'existence de cette action, il convient de ne pas lui accorder une influence exagérée.

2° Sous le nom d'action mécanique, on doit comprendre les divers procédés dont on se sert avec tant de succès à Aix, tels que le massage, la percussion de l'eau, la douche, le bain de vapeur, etc.

Voici la description qu'en a donnée mon père :

« On sait que la douche consiste en général à placer le patient sous le jet de cornets, qui dirigent l'eau à grands flots sur toutes les parties du corps, pendant que les doucheurs ou les doucheuses les frottent et massent avec énergie, en faisant ployer et mouvoir toutes les articulations successivement. Cette opération est plus ou moins variée, plus ou moins longue, suivant le cas. En général, elle dure de quinze à vingt minutes.

« La douche écossaise ou douche russe soumet le malade à la transition brusque du chaud et du froid alternativement ; elle produit le même effet que le traitement hydrothérapique, sur lequel elle a cependant l'avantage de pouvoir faciliter la réaction, par le moyen de l'eau chaude dont on arrose le corps en terminant, sans parler en outre des principes et des vertus des eaux minérales que l'on ne rencontre pas dans le traitement à l'eau froide ordinaire.

« Le bain de vapeur tient pour ainsi dire le milieu entre la douche et le bain ordinaire ; on l'administre en plaçant tout ou partie du corps sous l'action d'une vapeur condensée et se dégageant de l'eau qui circule dans un réservoir inférieur.

« La douche terminée, le baigneur est essuyé, enveloppé dans un peignoir de flanelle, un drap et une couverture de laine, et placé ensuite dans une chaise à porteurs fermée, puis on le transporte dans son lit. » (Observations médicales, 1851, par le Dʳ Bertier.)

3° Les principes minéralisateurs qui composent une eau minérale, ne produisent des effets d'excitation qu'à la condition expresse d'y être contenus dans de très-fortes proportions. Telles sont les eaux chlorurées sodiques fortes, et les sulfurées fortes.

La véritable cause de l'excitation ou du moins la plus efficace, c'est sans contredit la *thermalité;* elle suffit même à expliquer le succès des eaux inermes, telles que : Chaudes-Aigues, Néris, Plombières. Et je m'honore de partager ici encore l'appréciation de M. Gubler lorsqu'il affirme que ce ne sont pas les eaux les plus minéralisées qui produisent le mieux cette action stimulante, mais celles qui sont à la fois les plus thermales, les plus abondantes et les mieux administrées.

D'après cet éminent professeur, Baréges et Luchon sont sous ce rapport bien au-dessous d'Aix. A Aix, d'ailleurs, on tire le plus heureux parti de la combinaison de ces derniers moyens mécaniques; ainsi on a le *vaporarium* à 40° cent., les douches à la même température, l'*enfer* où les vapeurs d'eau ont leur maximum de concentration et de chaleur, etc.

Par cette stimulation on obtient trois sortes d'effets : des effets *immédiats, consécutifs* et *éloignés*, etc.

Les effets *immédiats* consistent en une rougeur périphérique de tout le corps. La circulation est activée, la *calorification* augmentée : le pouls est plein et fortement accéléré ainsi que la respiration. Il existe une sensation de gène et quelquefois une angoisse précordiale accompagnée d'étourdissement et de congestion. Mais, heureusement pour le patient, la sudation arrive; elle sert de soupape de sûreté : une sudation profuse, qui augmente en proportion des phénomènes que nous venons d'indiquer, dont elle corrige les inconvénients et prévient les dangers.

Les effets *consécutifs* ne tardent pas à se présenter : il survient un allégement particulier, une souplesse remarquable des muscles et des articulations : la marche est plus facile, enfin le baigneur ressent un bien-être général.

Si l'on se soumet plusieurs fois à cette excitation, on obtient alors les phénomènes *éloignés*. A force de suer, il se produit une spoliation séreuse qui a son contre-coup dans les lymphatiques et les petits vaisseaux qui subissent une espèce de détente très-utile chez les pléthoriques. Toutes les fonctions deviennent plus faciles : on peut dire avec M. Gubler qu'il y a un véritable *appel de vivre*. Parfois cependant il survient des phénomènes nuisibles, tels que de la constipation, un peu d'échauffement, de la céphalalgie, de la fièvre, tous symptômes qui cèdent parfaitement à un régime tempérant aidé d'une eau de table comme celle de *St-Simon* (près d'Aix), de *Coise*, de *Condillac* ou de *St-Galmier*.

Avant de quitter ce sujet et sans entrer dans les nombreuses applications thérapeutiques des eux sulfureuses d'Aix, qui feront l'objet d'un paragraphe spécial, je dirai en quelques mots à quelles affections s'adresse plus particulièrement cette méthode stimulante qui est la véritable *cure forcée*. Elle ne fortifie l'organisme que par un détour, elle fouette la circulation, fait résorber les tissus en voie de prolifération. et met en activité les forces latentes. L'organisme subit en résumé une véritable perte; mais, par l'excitation à la dépense, on arrive à une plus grande activité fonctionnelle qui permet de réparer en partie cette perte.

Ce que je viens de dire justifie l'emploi de cette méthode de traitement dans les dermatoses rebelles qu'on a intérêt à faire passer à l'état aigu ; dans les cas pour lesquels M. Hardy emploie avec succès le copahu: par exemple, dans certains cas de lichen et de psoriasis invétéré.

Elle sert aussi de pierre de touche dans la syphilis. L'excitation vive produite sur la peau, fait quelquefois survenir à la périphérie des éruptions spécifiques qui dénotent la présence de cette diathèse dans l'économie. Ce n'est pas l'ordinaire sans doute; mais lorsque ces manifestations se produisent, elles sont un signe précieux qui fait cesser toute hésitation pour le pronostic et pour le traitement.

Les affections chroniques, le rhumatisme chronique nerveux ou goutteux, les arthrites chroniques, les hydarthroses se trouvent également bien de cette action stimulante.

Elle réussit surtout dans certains états d'asthénie et de torpeur qui sont une complication souvent très-redoutable.

M. le professeur Gubler a cité une indication qu'il est à propos de rappeler ici : on voit quelquefois certaines femmes chlorotiques pour lesquelles on a vainement essayé tous les moyens de traitement les plus rationnels, être prises à la suite d'un léger refroidissement d'une pleuro-pneumonie, par exemple, ou d'une autre affection aiguë. Le médecin appelé prévoit souvent un dénouement fatal que sembleraient faire craindre la faiblesse et le manque de vitalité de ces organismes épuisés, et il est très-surpris de les voir guérir à la fois de leur pleuro-pneumonie et de leur chlorose. La nature elle-même a pris soin de nous éclairer, et nous devons agir dans des cas semblables comme elle le ferait elle-même, c'està-dire stimuler fortement ces organismes et déterminer si l'on peut un mouvement fébrile; on les fait entrer de cette manière dans la voie qui mène à la guérison.

Les sujets lymphatiques et les pléthoriques boursouflés sont allégés par ce traitement; ils maigrissent à ces mêmes eaux qui donnent à d'autres de l'embonpoint. C'est que, en effet, la médication stimulante violente fait disparaître les liquides d'abord, puis à la longue la graisse elle-même qui se résorbe. Si, au contraire, on emploie une médication modérée et tempérante, on développe l'activité fonctionnelle, et les sujets à qui on l'applique se nourrissent mieux et réparent mieux.

C'est aussi le moyen de dégager les lymphatiques et les petits vaisseaux des sujets à chairs molles, des scrofuleux, des strumeux même; puis, une fois ce résultat obtenu, on passe à un traitement plus tempéré.

Je me suis quelque peu étendu sur la médication stimulante qui est le triomphe des eaux d'Aix, et que l'on ne peut appliquer nulle part aussi bien que dans cet établissement, grâce à l'abondance de l'eau, à sa haute thermalité et à la perfection des moyens mécaniques employés: je vais maintenant dire quelques mots de la médication sédative.

Les effets de sédation obtenus par les eaux d'Aix administrées autrement qu'en douches et en étuves avaient déjà, en 1853, attiré l'attention de mon père qui écrivait à cette époque : « Il ne faut pas oblier qu'à côté de ce moyen beaucoup trop énergique dans certains cas et pour certains tempéraments, il existe d'autres manières moins actives et cependant très-efficaces de prendre les eaux d'Aix. Ce sont, outre la boisson, les bains ordinaires, les piscines, les salles de respiration de vapeur. Les eaux d'Aix ne sont donc pas trop fortes par elles-mêmes : elles ne le deviennent que pour ceux qui en usent inconsidérément et en l'absence d'une direction éclairée. Que l'on reste, au contraire, persuadé qu'il n'y a pas de tempéraments assez faibles, pas de constitutions assez débilitées pour ne pas pouvoir y recourir avec avantage. J'en ai fait pour mon compte maintes épreuves concluantes par leur succès, et cela chez les plus jeunes enfants comme chez les femmes les plus délicates et les plus plus nerveuses. (Remarques sur l'action des eaux d'Aix dans la phthisie pulmonaire, par le Dr Bertier.)

Depuis l'époque où mon père publiait ainsi le résultat de son expérience, on a construit l'établissement de Marlioz avec ses salles d'inhalation froides : d'immenses piscines ont aussi été créées à l'établissement d'Aix, et les médecins de cette station ont à présent réunis sous la main, tous les agents de la méthode sédative les plus variés et les plus complets.

Il faut, en effet, plusieurs conditions pour qu'une eau minérale soit éminemment sédative.

En premier lieu, elle doit dégager un gaz hyposthénisant qui est l'hydrogène sulfuré. Voici comment s'expriment sur ce point MM. Trousseau et Pidoux dans leur traité de thérapeutique : « Il est certain que le système nerveux et le sang sont particulièrement influencés par ce gaz qui a une *vertu stupéfiante* très-manifeste. D'après cela, on conçoit jusqu'à un certain point qu'il diminue l'excitation fluxionnaire des poumons dans les catarrhes chroniques et dans les phthisies commençantes, et par là s'expliqueraenit les heureux effets des eaux minérales sulfureuses dans les maladies dont nous venons de parler. »

L'opinion de M. Pâtissier n'est pas moins formelle : « Nous pensons, dit-il, que l'acide hydrosulfurique gazeux agit sur la poitrine avec une puissance de sidération tellement prononcée qu'il n'est pas douteux qu'il ne produise un effet dépressif, lorsqu'il n'existe dans l'air que suivant de faibles proportions. »

Il faut ensuite que cette eau ne soit pas trop chargée en principes actifs et qu'on puisse la boire froide ou tiède. D'après Londe (Hygiène, t. II, p. 182), « l'effet de l'eau froide sur la membrane de l'estomac est en général asthénique, sédatif. » Et F. Rattier (Dictionnaire en 15 vol., t. V, p. 429) dit : « L'eau tiède est relâchante, *calmante*, vomitive suivant les cas. »

En dernier lieu, il est nécessaire d'avoir une installation complète de bains de baignoires et de piscines dont la température ne dépasse pas 35° cent. Un médecin allemand, Mathias Marcard, a institué des expériences suivies sur l'action des bains tièdes sur le pouls ; voici le résumé de ses observations :

« 1° Tout bain d'une chaleur au-desous de 96° Farenheit (35°5 c.) diminue la fréquence du pouls toutes les fois que des causes particulières ne s'opposent pas à cet effet.

« 2° Plus le pouls est fréquent, plus il s'écarte de l'état naturel, plus le bain le diminue.

« 3° La température du bain qui paraît le plus avoir la faculté de diminuer le pouls est celle que je désigne sous le nom de chaude ou tiède, entre 96° et 85° Farenheit (35° à 29° cent.).

« 4° Plus les bains se prolongeaient, plus la fréquence du pouls diminuait, et l'on a vu que sur moi-même un bain d'une heure et demie a diminué les pulsations de 63 jusqu'à 54. » (Dela nature et de l'usage des bains, par Mathias Marcard, 1801, p. 79-80.)

Les vastes piscines d'Aix, dont la température ne dépasse pas 35° centigr. et où l'on peut nager à son aise, sont aussi par elles-mêmes de véritables salles d'inhalation où l'hydrogène sulfuré se dégage mêlé à la vapeur d'eau tiède : elles sont donc doublement sédatives.

De ces trois moyens employés pour obtenir l'action sédative, à savoir, l'inhalation du gaz sulfhydrique, la boisson, et les bains tièdes, le premier est de beaucoup le plus efficace.

L'hydrogène sulfuré respiré en petite quantité se combine aux globules du sang, empêche l'oxygène d'arriver jusqu'à eux, retarde leur destruction et diminue ainsi les phénomènes de la combustion respiratoire. Une portion de ce gaz s'empare en outre de l'oxygène de l'air et contribue encore à l'abaissement de la température du corps.

Ces phénomènes complexes produisent une sédation très-marquée dans les différents systèmes. On note une diminution des battements du cœur, un ralentissement de la circulation : le sang arrive en moins grande quantité et avec moins de force aux différents organes, et il en résulte une tendance beaucoup moins grande aux hyperémies. Aussi les malades que l'on envoie respirer à Marlioz éprouvent-ils un véritable bien-être, leur toux est calmée, l'oppression disparaît et les mouvements du cœur se ralentissent.

M. Niepce a fait à Allevard des observations qui sembleraient prises à Marlioz, si on ne savait que ces deux stations ont beaucoup d'analogie entre elles. «Les accidents hémoptysiques, dit-il, diminuent de fréquence, de quantité et sont calmés rapidement sous l'influence de l'inhalation par trop prolongée de ce gaz (sulfhydrique). La sédation sur les mouvements du cœur, sur la circulation, se manifeste également, quand bien même cet organe n'est point affecté, et l'on comprend dès lors le bien-être qui peut résulter pour les poumons de ce ralentissement de la circulation. » (Sur l'action thérapeutique de l'eau sulfureuse d'Allevard, etc., par le Dr Niepce, inspecteur de ces eaux, 1855, p. 47.)

Mais si l'on abuse de ce moyen, si l'air dans lequel on fait respirer les malades est par trop saturé d'acide sulfhydrique, ce gaz devient *topique* des voies respiratoires et produit des effets diamétralement opposés à ceux que nous venons de signaler.

Il faut donc, si l'on veut éviter de graves accidents, dont le plus redoutable est sans contredit l'hémoptysie, faire respirer les malades dans de vastes salles où ce gaz « n'existe dans l'air que suivant de faibles proportions. » Ce n'est pas tout encore, il est nécessaire que la température des salles ne dépasse pas 25° C. Si elle s'élevait au-dessus de ce chiffre, les malades ne tarderaient pas à éprouver un sentiment d'angoisse et d'oppression, avec dilatation des capillaires, et accélération de la respiration, enfin de la céphalalgie et des vertiges. Ces symptômes que nous avons vus appartenir à la médication stimulante, ne sont pas dus à l'hydrogène sulfuré, mais au *surchauffement* de la vapeur d'eau qui tient ce gaz en suspension.

On a fait le reproche aux salles d'inhalation d'Aix, d'offrir parfois une température trop élevée : en effet elle atteint pendant les fortes chaleurs 27° à 28° ; on leur préfère pour cette raison, pendant l'été, les inhalations froides de Marlioz dont la température ne dépasse jamais le chiffre maximum de 24°.

J'ai dit que les salles d'inhalations trop chaudes produisent des effets opposés à la sédation : j'ai également parlé du danger qui pourrait résulter, d'un séjour trop prolongé dans des salles surchargées de gaz hydrogène sulfuré. Il me reste à signaler un autre écueil mentionné par les illustres auteurs du Traité de thérapeutique : « Outre cette action stupéfiante qu'on ne peut contester, il en est une autre peut-être moins bien constatée.... Nous voulons parler d'une propriété excitante telle, que les crachements de sang s'observent souvent après quelques jours d'administration d'eaux (sulfureuses), si la dose en a été trop rapidement accrue. Faut-il attribuer ce résultat à l'élévation des lieux où se prennent ordinairement ces eaux, lieux où les hémoptysies sont si fréquentes surtout chez ceux qui habitent des pays peu élevés au dessus du niveau de la mer? »

Ce danger n'existe pas pour Aix, Marlioz et Challes dont l'altitude au-dessus du niveau de la mer ne dépasse pas 260 mètres.

On a longtemps admis que le soufre pris à l'intérieur à doses fractionnées produit une excitation générale. C'est l'opinion de MM. Trousseau et Pidoux, Gubler, Bouchardat, Nérat et Delens, Galtier, etc.

Je regrette de ne pouvoir partager la manière de voir de ces médecins éminents, et avec MM. Pétrequin et Socquet, je pense au contraire que les eaux sulfureuses, prises en boissons froides ou tièdes, sont au contraire légèrement sédatives.

Elles n'accélèrent pas la circulation comme je l'ai expérimenté moi-même en me soumettant à l'usage de l'eau de Challes pendant plusieurs jours. C'est aussi l'opinion d'un observateur distingué, M. Ferran qui s'exprime ainsi dans son excellente thèse sur les eaux de la Preste (Montpellier, 1850): « Si leur usage (en boisson) est fait avec discernement elles n'accélèrent jamais la circulation. »

Cette action sédative tient plus encore au degré de température de l'eau (froide ou tiède) qu'à toute autre cause, et si on les buvait, à une température élevée elles deviendraient certainement stimulantes.

Cette médication sédative dont j'ai sommairement décrit les effets donne d'excellents résultats dans les cas de bronchite simple, tuberculeuse avec éréthisme des voies réparatoires, c'est-à-dire, accompagnée de spasmes, d'angoisse, de gène et de picotements.

Elle convient merveilleusement aux femmes nerveuses et irritables, et à cette catégorie d'asthmatiques, qui sont les plus nombreux, pour lesquels le grand air, et le séjour dans un lieu élevé sont tout à fait contre indiqués. En entrant dans les salles d'*inhalations*, ils sentent une fraîcheur agréable, la respiration est plus facile, le pouls diminue de fréquence. Ils éprouvent enfin tous les phénomènes dont nous avons parlé plus haut.

Ce sont ces mêmes malades qui se trouvent bien du séjour des villes. L'illustre Trousseau, lorsqu'il quittait Paris pour aller à peine au plateau d'Orléans, ne manquait jamais d'être pris d'un accès d'asthme. Ce sont ces mêmes femmes délicates qui supportent sans fatigue les spectacles, les bals, etc., tandis qu'à la campagne elles sont toujours dans un état de santé déplorable. On s'étonne généralement que le médecin expérimenté conseille, pour ces cas, le séjour dans les grandes villes, sans en défendre les plaisirs; c'est là cependant, dit M. Gubler, tout le secret de la santé, pour ces organismes délicats. Pour eux, l'ozone est un poison, ils doivent vivre, pour ainsi dire, en *serre chaude*, dans un air peu riche en oxygène, et contenant de l'hydrogène sulfuré, du sulfhydrate d'ammoniaque et de l'acide carbonique.

Les eaux sulfureuses, données en boisson, sont éminemment diurétiques, et agissent d'une façon très-marquée sur les voies respiratoires. L'expectoration devient plus facile et plus abondante les premiers jours, puis elle diminue et tarit bientôt complètement.

Les eaux de Marlioz et de Challes activent les fonctions digestives, et sont presque toujours parfaitement tolérées par les malades. Ce n'est qu'à fortes doses (7 ou 8 verres par jour) qu'elles peuvent provoquer la diarrhée.

Une autre propriété des eaux de Challes, qui a été signalée par M. Bonjean, c'est de rendre les urines et les sueurs alcalines.

« 1° En buvant, dans la journée, dit-il, un litre d'eau de Challes, par verrées, de deux en deux heures, l'urine rendue cinq ou six heures après l'ingestion du premier verre a perdu son acidité ; elle est alors complètement neutre et acquiert bientôt une réaction alcaline bien sensible. Pendant la durée du traitement, l'urine conserve son état alcalin ; mais elle reprend son acidité ordinaire dès qu'on cesse l'emploi de l'eau minérale. L'alcalinité ne se borne pas aux urines, elle s'étend encore à la transpiration et aux autres sécrétions.

2o L'urine se dépouille de tout son principe colorant ; elle est rendue aussi limpide que de l'eau, et ne laisse pas déposer de mucus.

3° En devenant alcaline, l'urine contient, en outre, de l'iode et du brome, dont l'eau de Challes renferme des proportions notables. On peut même, sans concentrer l'urine, constater par l'acide nitritrique la présence de l'iode, dont elle conserve pendant six à sept jours des traces évidentes. J'ai pu également reconnaître l'iode dans ma salive pendant cinq à six jours.» (Recherches chimiques, physiologiques et médicales sur les eaux de Challes, par M. J. Bonjean.)

Avant de terminer l'étude *physiologique* de ce groupe important d'eaux minérales sulfureuses, je veux dire quelques mots de la poussée.

La *véritable poussée* (sudamina de Linnée), qui est produite par le contact prolongé du soufre avec les glandes de la peau est inconnue à Aix; mais on voit quelquefois la *fausse poussée* ou *poussée blanche* chez les malades qui, comme à Louesche, séjournent plusieurs heures dans l'eau. Celle-ci est caractérisée par des vésico-pustules produites par le développement d'algues filamenteuses (*Leptomitus epidermicis*). Pour que ces boutons blancs prennent naissance, il est nécessaire que l'eau soit peu minéralisée: les algues ne se développeraient pas dans une eau qui contiendrait une grande proportion de principes actifs. Ce phénomène se produit, du reste, très-bien avec l'eau tiède ordinaire, si l'on a soin de prolonger longtemps le contact de l'épiderme avec l'eau, dans les cas, par exemple, où l'on emploie l'irrigation tiède continue (Gubler).

La vraie poussée et la fausse poussée ne sont donc pas des phé-

Bertier. 3

nomènes critiques, comme on le croyait autrefois. Elles indiquent, la première que la peau a été irritée par le contact répété du soufre, la seconde que l'épiderme a longtemps macéré dans une eau tiède peu minéralisée.

En terminant, je crois utile de rapporter ici les expériences que M. Pétrequin a accomplies sur lui-même, en 1851. Le lecteur pourra tirer de ce tableau des conclusions pratiques que le défaut d'espace m'empêche de développer ici. Je ferai seulement remarquer qu'on y rencontre quatre phases : ainsi, on voit l'excitation minéro-thermale provoquer la réaction et amener, après chaque exercice, une sédation (qu'on augmente avec 5 ou 6 paniers de douche écossaise); enfin, dans les deux dernières expériences, la fièvre thermale commence à s'allumer ; elle survécut dix à douze jours au traitement des eaux, elle était rémittente avec des exacerbations irrégulières.

EXPÉRIENCES DU DOCTEUR PÉTREQUIN

Faites sur lui-même, touchant l'influence des eaux d'Aix sur la circulation et la calorification.

Juin 1851.—Date.	Nature de l'exercice.	TEMPÉRATURE				NOMBRE des pulsations				TEMPS.	OBSERVATIONS.
		extérieure.	de la salle ou du bain.	du corps,		avant.	après				
				avant.	après.		bain.	écossaise.	réact.		
		deg. c	deg. c.	deg. c.	deg. c.	»	»	»	»		
10	Grand bain.	24	34	»	»	120	120	»	»	électrique.	grand bain mal supporté.
11	Bain vapeur.	22	34	37	38	86	118	»	84	beau.	maillot, demi-h. sudation médiocre.
12	id.	23	34	37	39	86	118	»	70	id.	id.
13	id.	21	36	37	»	80	116	»	68	id.	id. sudation abondante.
14	id.	22	36	37	39 1/2	84	128	»	70	électrique.	maillot pénible, sudation très-abondante.
15	Grand bain.	22	35	37	37	74	72	»	»	beau.	grand bain bien supporté.
16	Bain vapeur.	19	35	36 1/2	39 1/2	74	112	»	60	, id.	sudation abondante.
17	id.	23	35	36	38	75	128	»	70	couvert.	maillot pénible.
18	Douche princ.	18	32	36	38	72	100	»	60	beau.	réaction douce.
19	id.	17	33	36	36	88	140	»	60	id.	venu très-vite au bain.
20	Bain vapeur.	20	36	37	39 1/2	86	128	»	70	id.	réaction et sudation convenables.
21	id.	20	35 1/4	36 1/3	39 1/4	76	132	»	68	id.	id.
22	Piscine.	24	35	36	39	»	120	144	66	couvert.	bain bien supporté.
23	Douche écoss.	21	32	36	39	76	120	144	66	pluie.	raideurs 4 paniers à 24°, 20°.
24	id.	17	31	35 3/4	38 2/3	76	120	140	62	frais inc.	id. 4 paniers à 24°, 20°, 18°.
25	id.	16	30	35 1/2	38 2/3	74	126	140	60	beau.	5 pan. à 24°, 22°, 20°, 18°, raid. moindres.
26	id.	18	31	36	39	74	126	124	66	id.	6 paniers, pas de raideurs.
27	id.	22	30	36	38	74	126	92	62	chaud.	8 paniers, peu de réaction.
28	id.	22	36	37 1/4	39	76	140	126	70	id.	6 paniers, réaction douce.
29	id.	22	33	37 1/2	39 1/2	76	140	126	70	id.	7 paniers, sudation modérée.

Pour l'intelligence de ce tableau, il faut connaître les antécédents que voici : préexistence de douleurs rhumatismales vagues, dans les mains, les deltoïdes, le scapulum, etc.; divers lumbagos, plusieurs torticolis passagers ; fluxion rhumatismale pleurodynique aiguë. En 1850, sciatique à droite. — Mars 1851, dispositions aux refroidissements.

Pendant la durée du traitement, on a bu 2 ou 3 verres d'eau de soufre coupée avec un peu de lait, etc.

Avant d'entrer dans les détails relatifs à l'action thérapeutique des eaux d'Aix, de Marlioz et de Challes, il est, je crois, utile de faire le résumé des maladies que ces eaux peuvent amender ou guérir, en se prêtant un secours mutuel :

§ V. — INDICATIONS THÉRAPEUTIQUES.

1o *Maladies de l'appareil respiratoire :* Catarrhe bronchique ou laryngé : angine glanduleuse. Asthme. Phthisie pulmonaire.

2° *Maladies de l'estomac et des intestins :* Dyspepsie. Entérite chronique. Dyssenterie.

3° *Maladies des organes génito-urinaires :* Métrite et ovarite chroniques. Aménorrhée et dysménorrhée. Leucorrhée; blennorrhée; spermatorrhée. Impuissance précoce. Stérilité.

4o *Affections générales diverses :* Chlorose. Anémie. Cachexie paludéenne, mercurielle et saturnine.

5o *Affections diathésiques :* Scrofule . Rachitisme . Herpétisme. Syphilis.

6° *Maladies de l'appareil cérébro-spinal :* Paralysies. Hystérie, Chorée. Nervosisme. Hypochondrie.

7o *Affections rhumatismales :* Rhumatisme articulaire et musculaire. Arthrite blennorrhagique. Sciatique. Névralgies rhumatismales. Hydarthrose. Arthrite. Goutte. Endocardite rhumatismale.

8o *Affections chirurgicales :* Fractures. Raideurs tendineuses. Entorses. Ankyloses. Carie osseuse. Plaies par armes à feu. Maladies des yeux.

« En général, l'usage intérieur des eaux de soufre doit être inter-

dit dans toutes les maladies qui sont accompagnée de fièvre.»
(Des Eaux thermales d'Aix, par Joseph Daquin, 1808.)

Ce précepte, dont il ne faut jamais se départir, méritait d'être
rappelé au moment où nous allons énumérer rapidement les différentes applications thérapeutiques de ce groupe important d'eaux
sulfureuses.

1o *Affections de l'appareil respiratoire.* — D'après MM. Pétrequin et
Socquet, les eaux sulfureuses iodées réussissent surtout dans les affections chroniques de la muqueuse pulmonaire (laryngite, catarrhe
chronique, phthisie laryngée).

« Nous avons vu, en effet, disent-ils, les eaux sulfurées, calciques
ou sodiques, amender notablement ces espèces de catarrhes, ou les
emporter complètement. Les eaux iodurées sulfureuses pourront
donc posséder, sinon une puissance curative supérieure, au moins
égales à celle-ci, dans le traitement des divers catarrhes. L'expérience a prononcé dans ce sens, et, à nos yeux, les eaux iodurées
sulfurées constituent un des plus puissants moyens à opposer à ce
genre de maladie. (Traité général pratique des Eaux minérales. —
Pétrequin et Socquet.)

Les pharyngites chroniques et l'angine granuleuse ou grandu-
leuse, si bien décrite par M. Noël Gueneau de Mussy, sont traitées
avec succès par les eaux de Marlioz et de Challes prises en boisson,
en pulvérisation et en inhalation.

Nous avons vu, à propos de l'action sédative des eaux d'Aix et
de Marlioz, que toute une catégorie d'asthmatiques peut retirer un
grand profit du séjour dans les salles d'inhalations froides ou tièdes :
il me reste à parler de l'action de ces eaux dans la phthisie pulmonaire.

Daquin et Socquet avaient déjà, au commencement de ce siècle,
appelé l'attention des médecins sur les effets des eaux d'Aix dans la
phthisie : « Elles réussissent, dit Daquin, dans la phthisie tuberculeuse récente, ou qui n'est pas encore accompagnée de fièvre : aussi,
observe-t-on les habitants d'Aix devenir rarement asthmatiques, et
très-peu mourir de phthisie pulmonaire; ils ont promptement
recours à la boisson de ces eaux dans le plus petit rhume et à la
moindre affection quelconque de poitrine. » (op. cit.)

Telle était aussi l'opinion de M. Ch. Despine : « C'est d'après ce principe de leur action dans le catarrhe, dit-il, qu'on peut en quelque sorte rendre raison du succès presque constant dont est suivi l'usage des eaux sulfureuses en boisson et en bain de vapeurs dans la phthisie pulmonaire. »

On oublia plus tard les services que ces eaux, prises en boisson et en bains, pouvaient rendre dans le traitement de cette terrible affection. Et il n'en est plus fait mention jusqu'en 1853, époque à laquelle mon père fit paraître le résumé de ses observations sur ce sujet important. On me permettra de reproduire quelques passages de cette intéressante brochure :

« J'examine l'action des eaux dans les trois principales périodes assignées par la science à son développement : la période de formation des tubercules, celle de leur ramollissement, et enfin la période d'excavation.

« Il y a cependant encore un état qui les précède toutes immédiatement et que l'on pourrait appeler la période de prédisposition à la phthisie, soit la diathèse phthisique.

« C'est l'état auquel appartient tant de jeunes sujets, depuis 10 jusqu'à 20 ans, pâles, maigres, étiolés, à chairs molles; ayant la poitrine étroite, de la gêne dans la respiration à la suite de la moindre fatigue ; sujets à des épistaxis fréquentes, à l'insomnie ; quelquefois présentant l'apparence de la santé, mais avec un tempérament lymphatique très-prononcé. Il est hors de doute, et tous les auteurs qui se sont occupés de cette question reconnaissent que, pour ces organisations, l'usage des eaux d'Aix produira les plus heureux résultats. En effet, les bains, les piscines, les douches légères même, jointes à un régime tonique, activent les fonctions digestives, respiratoires et cutanées ; on combat par ce moyen le tempérament lymphatique, on redonne de la force et de la vigueur à la constitution, et on la préserve ainsi des atteintes de la phthisie.

« On voit alors, et sous l'action des eaux, renaître la vie, reparaître l'appétit et l'embonpoint, la respiration devenir plus libre, en un mot, les symptômes dont je parlais tout à l'heure faire peu à peu place à tous les signes d'une bonne santé. . . . . . .

. . . . , ...

« J'ai observé que les eaux d'Aix calment l'irritation des bronches, et que leur usage, en rendant la toux moins fatigante, facilite encore l'expectoration. Je ne veux pas conclure de là que l'on puisse faire disparaître par ce moyen les tubercules, mais je puis dire avec fondement que, lorsqu'ils sont formés, elles en empêchent ou en retardent le ramollissement. . . . .

. . . .

Si les services que les eaux d'Aix peuvent rendre dans le traitement de la phthisie, tant qu'elle n'a pas dépassé la seconde période, me paraissent désormais un fait acquis à la science, il faut se hâter de reconnaître qu'il n'en est pas de même lorsque la maladie est arrivée à sa troisième période.» (*Remarques sur l'action des eaux d'Aix dans la phthisie pulmonaire*, par le Dr L. Berthier. 1853.)

C'est la médication sédative qui réussit exclusivement dans le traitement de la phthisie. Or, les sources d'Aix et de Marlioz, habilement combinées, ne laissent, comme nous l'avons vu, rien à désirer pour l'emploi de cette méthode de traitement.

2° *Affections des organes de la digestion.* — La dispepsie n'est, à proprement parler, que le symptôme d'une foule d'affections presque toutes guéries ou améliorées à Aix; telles sont : le rhumatisme, l'herpétisme, la goutte, la scrofule, la phthisie, l'asthme, etc. On comprend dès lors que le traitement minéral, en agissant sur la cause, agisse aussi sur les effets qui en dépendent.

L'entérite chronique est aussi très-améliorée par l'eau de Challes ou de Marlioz en boisson. Un des premiers effets de ces eaux consiste à régulariser et à stimuler les fonctions digestives.

La dyssenterie rebelle, qu'on ne traite généralement pas aux eaux minérales, guérit parfaitement à Aix. Voici ce qu'écrivait à ce propos le Dr Berthet, observateur érudit autant que praticien distingué : « Nous croyons, d'après plusieurs cures qui ont eu lieu sous nos yeux, qu'en instituant un traitement local par les douches ascendantes ou les lavements d'eau d'alun et un traitement général par la boisson et les bains, on obtiendrait des résultats plus généralement satisfaisants. Nous avons même, par ces moyens, guéri en peu de jours des dyssenteries aiguës avec fièvres.» (*Aix-les-Bains, ses thermes*, par J. Berthet.)

3° *Maladies des organes génito-urinaires.*— L'action résolutive puissante de l'iode est connue aujourd'hui. D'après Kuss, l'iode à dose élevée rend le plasma du sang plus fluide ; il augmente les globules du sang, accélère la circulation et élève la température. Les combustions sont activées, les graisses et les éléments de nouvelles formations sont détruits dans des proportions plus considérables; bientôt on voit disparaître et fondre les glandes et les engorgements divers. Cette action nous explique comment les eaux de Challes et de Marlioz, employées en boisson et en bains prolongés, triomphent aussi des engorgements de l'ovaire et de l'utérus.

« On a vu des hépatites, des ovarites chroniques, des engorgements de la rate, de l'utérus, céder à l'administration des eaux iodurées alcalines de Coise, de Saxon, ou iodurées sulfurées de Challes et de Krankeneil. L'usage des eaux de cette classe nous paraît surtout indiqué, lorsque les engorgements dont il est question se lient à un tempérament lymphatique, ou que le sujet présente les signes de la diathèse scrofuleuse. » (Traité général pratique des eaux minérales de France et de l'étranger, par MM. Pétrequin et Socquet.) »

Je suis heureux de pouvoir invoquer ici le témoignage d'un médecin éminent des hôpitaux de Paris, M. Bernutz, que ses remarquables travaux sur les maladies des femmes, mettent mieux à portée d'apprécier l'action des eaux minérales dans les affections de l'utérus. Il m'a communiqué une observation des plus intéressantes sur un cas de fongosités de l'utérus (pour lesquelles M. Récamier conseille l'emploi de la curette) survenues chez une jeune femme sept mois après l'accouchement et accompagnées de pertes de sang continuelles. M. Nélaton cautérisa plusieurs fois ces granulations fongueuses sans obtenir une amélioration durable ; et la malade fut succsssivement envoyée aux eaux ferrugineuses de Luxeuil, puis à St-Sauveur (Hautes-Pyrénées) sans autre résultat. Enfin, M. Bernutz conseilla les eaux de Marlioz en bains et en boissons (à doses pro

(1) Les eaux de Challes contiennent l'iode à l'état de iodure de potassium et d'après M. Gubler ce sel a pour effet le plus important « d'accélérer le mouvement de dénutrition et conséquemment de ramener dans la circulation les matériaux adipeux simplement déposés en réserve dans les mailles du tissu sous-cutané. (Gubler, Commentaires du Codex).

gressives, jusqu'à 1 litre par jour), qui triomphèrent complètement de cette affection rebelle.

L'espace nous manque pour entrer dans les détails de cette observation doublement intéressante par ses résultats, et par l'expérience et l'autorité qui s'attachent au nom du médecin qui nous l'a
communiquée. Ajoutons cependant que la malade dont il s'agit est
d'un tempérament lymphatique, et que les eaux sulfureuses et iodurées de Marlioz donnent des résultats excellents dans les affections
des muqueuses, telles que catarrhe, granulations, engorgements, etc., lorsqu'elles sont sous la dépendance de ce tempérament.

L'iode est aphrodisiaque; en outre, il excite et augmente les
règles.

Cette action nous explique le succès des eaux de Challes et de
Marlioz dans l'aménorrhée et la dysménorrhée. Hâtons-nous d'ajouter qu'il faut les employer lorsque la congestion active de l'utérus
a fait place à un état d'atonie et d'engorgement chronique.

« Quand les femmes sont fortement colorées, que les règles sont
peu abondantes et en même temps douloureuses, l'iode, il est vrai,
augmente l'écoulement du sang, mais il augmente en même temps
l'intensité des douleurs... » (Trousseau et Pidoux, Traité de thérapeutique.)

Dans ce dernier cas, je pense, avec le docteur Martin-Damourette, qu'il faut recourir de préférence aux alcalins et réserver les
eaux sulfureuses iodées, pour les femmes lymphatiques scrofuleuses,
chez lesquelles il n'y a pas de signes d'irritation.

La leucorrhée peut être passive ou active : dans le premier cas,
la méthode stimulante réussira; dans le second, au contraire, il
faudra recourir à la médication sédative.

Les blennorrhées anciennes et rebelles sont très-améliorées à la
suite d'une saison aux eaux d'Aix. M. Diday m'a communiqué, à
ce sujet, une remarque qui résulte pour lui de quelques observations extrêmement précises. Plusieurs fois il a vu, sous l'influence
d'un traitement thermal à Aix, d'anciens suintements uréthraux,
de vieilles gouttes indolentes, se raviver et passer, pendant ou aussitôt après la saison, à l'état subaigu ou semi-aigu.

Cet effet, intéressant à étudier, au point de vue physiologique, a
aussi son importance thérapeutique. D'abord un *avivement* est par-

fois fort utile (surtout obtenu sans le secours d'aucun moyen local d'injection ni de sondage) dans certains cas où l'inflammation blennorrhagique a plusieurs fois durant son cours abandonné l'urèthre pour le col de la vessie et l'épididyme. Alors, par les moyens ordinaires : copahu, injections, on ne peut influencer l'écoulement sans aggraver ou reproduire, soit la cystite, soit l'épididymite. Et, quant à ces deux complications inflammatoires, si on les traite par les moyens appropriés, on réalise à coup sûr, en les atténuant, une exacerbation proportionnelle de l'écoulement, vrai cercle vicieux dont la nature seule peut se dégager avec sécurité, mais dont elle ne se dégage pas toujours, et jamais du moins sans une grande perte de temps. Le traitement thermal d'Aix, en ravivant l'élément aigu de la phlegmasie uréthrale, détruit toute disposition au retour ou à la perpétration des phlegmasies vésicales ou testiculaires. Une fois l'exaspération de l'inflammation uréthrale réalisée, il n'y a qu'à la laisser s'éteindre d'elle-même, ce qui ne tarde pas.

Ce même effet, cet avivement modéré obtenu par le traitement thermal, c'est-à-dire de la manière la plus naturelle, sans l'intervention des irritants locaux, est aussi la meilleure solution à espérer pour les suintements dépourvus de complications. Le médecin qui constatera un tel effet du traitement d'Aix, doit être averti qu'il importe de respecter l'œuvre perfide en apparence, mais au fond souverainement salutaire, de notre Naïade. Ses rigueurs ne sont jamais de longue durée. Il faut laisser persister quelque temps cet état aigu de retour et n'intervenir que lorsque, spontanément depuis plusieurs jours, l'acuité a fait place à un état absolument indolent.

En me faisant part du fruit de son observation, l'éminent syphiliographe de Lyon m'impose l'obligation d'ajouter qu'il tient à ce qu'on sache que cette communication est un témoignage de sa sincère estime pour cette œuvre modeste et pour moi. Et je n'ai garde de me soustraire à cette douce obligation.

Le Dr Jarrin, chirurgien principal d'armée en retraite, a publié plusieurs cas de blennorrhées datant de cinq à dix-huit mois, qui tous ont guéri, les uns au bout de huit jours, et les plus réfractaires après vingt jours, par l'usage des eaux de Challes prises en bois-son, à la dose de 3 ou 4 verres par jour.

Les douches donnent de très-bons résultats dans l'impuissance précoce survenant chez des sujets usés par le travail ou les excès.

Ce que j'ai dit de l'action de ces eaux dans l'ovarite, la métrite, l'impuissance, explique comment elles triomphent souvent de la *sté-rilité*, qui est presque toujours liée à ces diverses affections. « On a encore vu réussir ces eaux dans le cas de stérilité, et surtout lorsqu'elle paraît dépendre d'une constitution délicate et très sen-sible. » (Daquin, livre cité).

4° *Affections générales.* — J'ai déjà parlé des excellents résultats obtenus dans la chlorose par la médication stimulante, j'ajouterai que l'anémie et la cachexie paludéenne sont combattues avec les mêmes avantages par les mêmes moyens. Il faut, pour réveiller de leur torpeur ces organismes languissants, les exciter vivement par la douche et les bains de vapeur.

« L'eau minérale de Marlioz, en raison du fer et du manga-nèse qu'elle contient, nous paraît plus spécialement appelée à combattre les fièvres intermittentes avec état cachectique, en favo-risant puissamment la régénération des globules sanguins. » (Pétre-quin et Socquet, op. cit.).

5° *Affections diathésiques.* — Les eaux d'Aix seraient par elles-mêmes presque impuissantes contre les différentes manifestations de la scrofule; mais, combinées avec les sources iodurées de Mar-lioz et de Challes, elles donnent des résultats très-satisfaisants. C'est l'opinion de MM. Pétrequin et Socquet. « On les préconise (et nous en avons nous-même retiré les bons effets) dans les scrofules, le goître, les dermatoses, comme la gale, les dartres, la teigne, dans les ulcères psoriques ou scrofuleux, les accidents mercuriels, la syphilis larvée ou dégénérée, les accidents tertiaires de la syphilis, le scorbut, la carie, l'ozène, l'ophthalmie scrofuleuse, le catarrhe pulmonaire, la leucorrhée. » (livre cité.)

Les éruptions dartreuses qui affectent des tempéraments lympha-tiques ou scrofuleux; certains cas de dermatoses rebelles, le lichen et le psoriasis invétérés par exemple, qu'on ne peut guérir sans les ramener à l'état aigu, sont très-améliorés à Aix par la médication stimulante.

Daquin excluait complètement de l'usage des eaux, les maladies vénériennes. « Les maladies vénériennes, dit-il, sont aussi du nombre de celles qui excluent absolument l'usage des eaux ; elles en aug-mentent tous les symptômes et en développent singulièrement les douleurs. »

L'expérience a condamné ce jugement, et on peut affirmer au-jourd'hui, sans crainte d'être démenti, que les eaux minérales en général et surtout les eaux sulfureuses iodurées froides convien-nent dans les trois périodes de cette affection.

« L'application des eaux thermales au traitement de la syphilis, dit M. Durand-Fardel, est un point sur lequel le plus grand accord paraît régner parmi les observateurs, au moins à très-peu de chose près. » (op. cit., p. 704). Mon père a publié un mémoire sur l'effica-cité des eaux d'Aix combinées avec l'usage des eaux de Challes, et voici comment il résume son opinion sur ce sujet : « La combinai-son des eaux d'Aix (Savoie) et de celles de Challes forme le traite-ment iodo-sulfureux le plus parfait qu'il soit possible d'imaginer, et je dirai même le spécifique par excellence des affections scrofu-leuses, mercurielles et syphilitiques. » (Les eaux d'Aix en Savoie, 1856, par L. Bertier).

Dans la première et la seconde période de la syphilis constitu-tionnelle, les eaux d'Aix n'agissent par elles-mêmes ni sur la lésion ni sur la diathèse ; mais elles amènent, chez ceux qui en font usage, une très-grande tolérance pour le mercure. Elles favorisent l'élimination de ce médicament par la peau, empêchent son accu-mulation dans les divers organes, et mettent enfin le malade à l'abri de la salivation et des autres accidents que peut produire le mercure.

« Un fait très-précieux, dit M. Constantin James, sur lequel Fon-tan a justement insisté, c'est la complète innocuité du mercure sur la muqueuse buccale, lorsqu'on le donne même à doses considé-rables conjointement avec l'eau sulfureuse. On ne sait trop à quelle cause attribuer ce résultat. Dirons-nous que le mercure se combine avec le soufre pour former un sulfure insoluble, et, par conséquent, inerte sur nos organes ? Faut-il au contraire admettre que le métal s'échappe et se vaporise avec la transpiration produite par la température élevée des douches et des bains? » (Guide pratique aux principales eaux minérales de France, etc., par le Dr Constantin James, 1851.)

Je me range complètement à cette dernière opinion. En effet, les sujets dont la peau fonctionne bien, ceux qui habitent les pays chauds ou qui font une saison à une station thermale sulfureuse, supportent mieux les préparations mercurielles et guérissent plus facilement de la syphilis que les individus placés dans des conditions opposées. On sait qu'il est impossible de faire suivre aux égoutiers un traitement mercuriel complet. La nécessité où ils se trouvent de vivre continuellement dans des lieux humides, les rend très-sujets aux refroidissements, et le mercure n'étant pas éliminé par la peau, sature bientôt leur organisme et produit les désordres que l'on sait.

Mon excellent ami le Dr L. Blanc, dans une étude remarquable sur l'action du soufre dans le traitement de la syphilis, a démontré : 1° que les sulfureux provoquent l'élimination du mercure par la peau ; 2° qu'ils s'opposent à son accumulation dans l'organisme et guérissent les accidents qui en résultent, tels que la diarrhée, la stomatite, et la cachexie mercurielle.

Il faut ajouter que la quantité notable d'iodure de potassium découverte dans les sources de Challes rend encore ces eaux très-précieuses dans les accidents testiaires.

Les syphilitiques devenus cachectiques réclament un traitement hydro-thermal très-doux; par contre, la méthode stimulante réussira quelquefois comme pierre de touche chez les syphilitiques qui jouissent d'une santé générale satisfaisante.

6° *Affections du système nerveux.* — Les paralysies que l'on traite à Aix, sont : 1° les hémiplégies, suites d'épanchements dans le cerveau;

2° Les paralysies symptomatiques d'une altération des centres nerveux, ou d'une compression de la moelle.

Enfin, 3° les paralysies périphériques ou *sine materia* qui surviennent à la suite d'excès vénériens après l'accouchement et sous une influence rhumatismale, hystérique, chlorotique ou toxique, à la suite de l'intoxication par le plomb, l'arsenic, le mercure, etc.

Cullen dit qu'il ne faut recourir aux stimulants dans l'hémiplégie, que quand les symptômes qui indiquent une compression considérable de l'organe cérébral sont dissipés. C'est l'opinion de MM. Durand-Fardel, Gubler, Rotureau, et de M. le D' Charles Despine, «'mais, ajoute ce dernier, la guérison de ces maladies, surtout de l'hémiplégie, est longue, souvent il faut faire plusieurs cures avant que le malade éprouve du soulagement» (thèse citée, 1802.)

Le traitement de cette affection par les eaux d'Aix, aide puissamment la nature dans le travail d'absorption ou de réparation. Mon père a remarqué en outre dans sa longue pratique, que loin de disposer à une nouvelle hémorrhagie, la cure thermale semble, au contraire, en éloigner les chances en facilitant la circulation sanguine et le jeu de tous les organes.

On aura d'autant plus de chances de réussir, que le malade sera plus jeune et que le traitement sulfureux aura été commencé à une période plus rapprochée de l'accident, c'est-à-dire aussitôt après la cessation du mouvement fébrile « dès que la maladie est entrée dans une voie formelle de retour » (Durand-Fardel, op. cit.).

Les paraplégies qui ont pour cause une affection organique de la moelle épininière sont ordinairement incurables, mais les paraplégies périphériques (sine materià), dont nous avons énuméré les causes sont presque toutes guéries par les eaux d'Aix (1).

« Leur usage, dit le D' Despine, est encore très-avantageux dans les maladies où le système nerveux pèche et par excès de ton et par vice de distribution des forces ; dans les convulsions, la catalepsie, l'hystérie, la chorée (Sti Witi), les contractions spasmodiques des membres, contre lesquels on voit souvent échouer les meilleurs antispasmodiques. » (Ch. Despine, thèse de Montpellier, 1802, p. 98.)

7º *Affections rhumatismales.*—Le rhumatisme est, de toutes les maladies, celle que l'on traite avec plus de succès aux eaux d'Aix. «Ces eaux sont là dans leur spécialité », dit le D' Lombard de Genève (2),

(1) Les paralysies causées par les empoisonnements métalliques s'observent souvent à Aix, et les rétractions des muscles fléchisseurs, qui les accompagnent quelquefois, comme dans les paralysies saturnines, y sont rapidement guéries.

(2) Une cure aux eaux d'Aix, par le D' Lombard, de Genève.

et le Dr Guilland ajoute : « Elles ont droit de revendiquer pour leur part les rhumatismes, qu'ils soient simples ou *cum materia* ; ceux que le Dr Durand-Fardel attribue au mont-Dore et même ceux pour lesquels il ne trouve pas suffisante une thermalité heureuse, une sulfuration modérée et qui réclament, selon lui, les eaux de la Bourboule ou celle de la mer. Tous, en effet, même après avoir résisté aux vapeurs artificielles des grandes villes, et à des eaux naturelles plus minéralisées que les nôtres, mais moins bien douées comme thermalité, comme volume, comme mode d'emploi, tous, grâce à notre installation si ingénieusement variée, trouvent à Aix soulagement ou guérison. » (Compte-rendu des eaux d'Aix en Savoie, 1858, par le Dr Guilland.)

Le rhumatisme se divise en rhumatisme musculaire et en rhumatisme articulaire, suivant qu'il affecte les muscles, les tendons et les aponévroses, qui les accompagnent, ou les articulations.

On peut dire que l'hérédité est la cause prédisposante du rhumatisme, tandis que le froid humide en est la cause déterminante.

Le rhumatisme articulaire est celui sur lequel l'action des eaux se fait le plus promptement sentir, surtout lorsque l'affection est récente. Voici l'opinion émise à ce sujet par mon père, dans son compte-rendu présidentiel pour l'année 1857 : « Bien qu'il soit convenu que le traitement par les eaux minérales ne soit applicable qu'aux affections chroniques, il n'en est pas ainsi pour le rhumatisme articulaire. Dans cette forme de la maladie, le traitement thermal peut être fait avec beaucoup de succès dans la période subaiguë, c'est-à-dire qu'aussitôt l'état aigu passé, le malade doit être envoyé aux eaux dès qu'il peut supporter le voyage. L'état fébrile n'est pas toujours une contre-indication de leur emploi. On ne peut pas, il est vrai, dans ce cas, employer les bains et les douches ; c'est aux vapeurs sulfureuses qu'il faut avoir recours ; elles sont bien supportées par les malades qui ne tardent guère à en éprouver les heureux effets. »

La relation intime et presque nécessaire qui existe entre le rhumatisme et l'endocardite, explique le succès des eaux d'Aix dans cette dernière affection. M. le Dr Binet, de Genève, veut bien me permettre d'invoquer ici le témoignage de son expérience. Il a vu

plusieurs cas d'endocardite rhumatismale chez les enfants, complètement guéris après une cure faite à cette station thermale.

Les sciatiques et les névralgies qui dépendent du passage du
chaud au froid, du séjour dans les lieux bas et humides, lorsqu'elles
sont rhumatismales en un mot, sont assez promptement soulagées
ou guéries à Aix.

Trousseau a le premier, dans ses admirables cliniques, séparé
nettement la goutte du rhumatisme, et aujourd'hui on admet généralement que ces deux mots correspondent à des types morbides
différents (Charcot). Il faut donc désormais rayer du cadre nosolo-
gique le mot de *rhumatisme goutteux*, qui est un non-sens ; mais on
doit admettre que ces deux diathèses peuvent se trouver réunies
chez le même sujet. C'est dans ce dernier cas que les eaux d'Aix
peuvent être très-utiles ; elles le sont également dans la *goutte asthénique chronique* de M. Durand-Fardel, mais elles seraient dange-
reuses dans la goutte aiguë régulière.

8o *Affections chirurgicales.* — « Les maladies des os, les nécroses, les
caries et autres affections du système osseux trouvent dans les eaux
d'Aix un remède très-efficace...... Elles donnent aussi de très-heureux résultats dans les infirmités que laissent après elles les armes
à feu et certaines opérations chirurgicales. » (Observations médicales
sur les eaux d'Aix en Savoie, par le Dr Bertier).

Mon ami le Dr Brachet a eu occasion de soigner à l'hôpital d'Aix
pendant la dernière guerre de nombreux blessés. Les observations
remarquables qu'il a publiées prouvent, que les eaux d'Aix donnent
d'excellents résultats dans toutes les blessures par armes à feu
(Rapport pour l'organisation à donner aux blessés militaires à
Aix, 1871.)

Enfin, un savant hydrologiste, M. Pétrequin, dont les remarquables travaux sont justement appréciés, a cherché à ouvrir une
voie nouvelle à la médication thermale dans les maladies des
yeux.

« Nous avons vu, dit-il, les eaux produire des effets résolutifs
dans certaines blépharites chroniques : spéciaux et réparateurs dans
l'ophthalmie scrofuleuse et sa tendance aux récidives ; presque spécifiques dans l'ophthalmie et l'amaurose rhumatismales, dépuratifs

dans l'ophthalmie syphilitique ; antispasmodiques dans le tic palpé-
bral; anthelminthiques dans les affections vermineuses, toniques d ans
la paralysie des paupières, l'amaurose chlorotique, etc. (Pétrequin,
De l'action des eaux d'Aix dans les maladies des yeux, Chambéry,
1852).

MOUTIERS (1) ou SALINS.

Sources thermales, chlorurées fortes, carboniques fortes.

§ I.

On se rend de Paris à Moutiers par Màcon, Bourg, Chambéry
et Chamousset, qui est une station du chemin de fer de Paris en
Italie. On trouve à Chamousset des diligences et des voitures particulières qui mènent à Moutiers en quatre ou cinq heures.

Les eaux dites de Salins et l'établissement où elles sont administrées sont situées à 1 kilomètre de la ville de Moutiers.

Malgré le vif intérêt qu'offrent ces eaux pour la science et pour
la pratique, elles ont été complètement passées sous silence par
MM. Pàtissier (1837), Granville (1846), C. James (1851), Ed. Lee
(1854), Durand-Fardel (1857), Rotureau (1858), et cependant comme
l'a très-bien fait remarquer M. le professeur Gubler, qui les a ainsi
vengées de l'oubli dans lequel on les a laissées jusqu'à ce jour, elles
sont les seules eaux *chlorurées fortes et thermales* de la France,
et leur minéralisation rappelle une des principales sources de
Nauheim « La Kurbrunein, » avec une température beaucoup plus
élevée (38° C.) MM. Pétrequin et Socquet (1859) ont les premiers
assigné à cette station la place qu'elle doit occuper dans l'étude des
sources minérales françaises.

On va voir que leur mérite permet aussi de les opposer victorieu-
sement aux sources salines chaudes de l'Allemagne.

L'établissement thermal est situé à un kilomètre de Moutiers
(chef-lieu d'arrondissement, siége d'un tribunal de première in-

(1) Afin d'empêcher la confusion qui se fait trop souvent entre cette
station minérale et celle de Salins, dans le Jura, il me paraît à propos
de donner à la première le nom de Moutiers.

Bertier.   4

stance et de l'évêché de Tarentaise), près du petit village de Salins, autrefois cité importante.

Rien n'est plus curieux et plus varié que le paysage traversé par la route qui va de Chamousset à Moutiers ; et les environs de cette station sont les plus pittoresques que l'on puisse rencontrer. Les glaciers, les forêts de sapins, les torrents impétueux qui se précipitent en cascades écumantes sur le flanc des montagnes, rappellent au touriste émerveillé les plus remarquables vues de la Suisse.

Le regretté Dr Mélier, inspecteur général des eaux minérales, s'exprimait ainsi dans un rapport au comité d'hygiène :

« Analogues aux eaux de Bourbonne, de Bourbon-l'Archambault, de Balaruc, les eaux de Salins, près Moutiers, contiennent deux et quatre fois les principes salins des premières..... C'est une *mer chaude* dans les Alpes. Nulle part la thérapeutique ne rencontre des ressources pareilles. »

Mon excellent ami, le Dr Laissus fils, médecin à Brides et à Moutiers, a écrit une intéressante notice sur les eaux de Moutiers. Il y a étudié la minéralogie et la flore locales ; il y a décrit les sites qui appellent les excursions et, pour les divers objets, je ne puis mieux faire que de renvoyer le lecteur à cette brochure. Le cadre et le but de mon travail m'obligent à me restreindre aux indications indispensables au médecin et au malade.

Les deux établissements de Moutiers et de Brides sont situés à trois kilomètres l'un de l'autre. Ce voisinage permet de combiner l'action de leurs eaux dans le traitement, et laisse au baigneur la facilité de résider à son gré à Moutiers ou à Brides qui possède des hôtels et des maisons meublées très-confortables.

L'altitude de cette station est de 492 mètres. La moyenne de la température pendant l'été y est de 18 à 20 degrés C.

Le volume de l'eau dont la température varie entre 36 et 38 degrés C. est de trois millions et demi de litres par jour; c'est un *ruisseau* d'eau minérale chaude, qui servait à alimenter, il y a quelques années à peine, une fabrique du plus beau sel blanc.

Aujourd'hui les salines sont abandonnées et il s'est formé une puissante société qui se propose d'exploiter sur une vaste échelle les sources de Brides et de Moutiers.

L'établissement actuel se compose de plusieurs baignoires à eau courante qui reçoivent l'eau à la sortie du rocher qui lui sert de cheminée, d'une piscine et d'une douche.

Dans deux ans les immenses travaux en voie d'exécution seront achevés et Moutiers sera alors un établissement de premier ordre.

La saison balnéaire commence au 15 mai pour finir au 15 octobre.

Je donne ici l'analyse de cette eau faite au laboratoire de l'Académie par M. Bouis.

Pour un litre pesant 1 kilog. 60 gr., on trouve :

	GR.
Résidu insoluble............	0,036
Chaux.....................	1,136
Magnésie	0,252
Soude.....................	6,276
Chlore....................	6,868
Acide carbonique...........	0,442
Acide sulfurique...........	1,680
Matières organiques........	traces.
Total..	16,690

Ces nombres peuvent être représentés ainsi :

Résidu insoluble............	0,036
Carbonate de chaux.........	1,005
Sulfate de chaux..	1,392
— de magnésie	0,752
— de soude...........	0,641
Chlorure de sodium........	11,317
Iode, fer, arsenic, matières organiques..............	traces.
Total...........	15,143

« Quant aux eaux mères des salines de Moutiers, elles marquent 30 degrés à l'aéromètre, elles sont fortement colorées en jaune ; elles renferment de l'iode en proportions assez considérables pour que la présence de ce corps soit constatée directement dans ces eaux. On y reconnaît tous les éléments qui se trouvent dans les eaux de Salins. »

ACTION PHYSIOLOGIQUE.

§ II.

« L'eau de Salins, dit le Dr Laissus, prise en boisson le matin à jeun à très-petites doses, provoque la salivation, excite l'appétit, stimule l'estomac et favorise la digestion ; à dose plus forte de trois à cinq verres et plus, elle donne des évacuations alvines et une diurèse plus abondante. L'eau chlorurée de Salins ne produit pas de nausées ni de vomissements, avantage immense sur l'eau de mer qui est difficilement supportée par les voies digestives. (*Notice historique physico-chimique et médicale sur les eaux thermales chlorurées de Salins*, par le Dr Laissus fils.)

M. Laissus attribue cette tolérance de l'eau de Salins pour l'estomac à l'action du gaz acide carbonique qu'elles contiennent. Sans nier l'influence heureuse de ce gaz sur la muqueuse digestive, je pense qu'il faut avant tout tenir grand compte de ce fait aujourd'hui démontré, à savoir que les chlorures sont moins purgatifs et plus irritants que les sulfates ; or, l'eau de mer contient par litre 32 grammes de chlorure de sodium et de magnésium, tandis que les eaux de Moutiers n'en contiennent que 11 grammes.

« Cependant, ajoute notre honorable confrère, si l'on continue pendant quelques jours l'usage de la boisson à fortes doses (c'est-à-dire évacuante), on voit souvent se produire de l'irritation et même de l'inflammation dans le tube digestif et surtout à sa partie inférieure. »

A Nauheim, la source de la Kurbrunnen, employée presque exclusivement en boisson, dont la minéralisation est aussi de 17 grammes de principes fixes par litre, avec 16 grammes de chlorure de sodium, offre des dangers, sinon plus grands, du moins aussi sérieux.

Toutes les fois qu'on voudra produire un effet purgatif, on devra se rappeler les règles suivantes :

1° Les chlorures sont moins purgatifs et plus irritants que les sulfates ;

2° Parmi les sulfates les plus purgatifs, sont d'après leur rang : le sulfate de magnésie, le sulfate de soude et le sulfate de chaux ;

3º Si l'on veut obtenir une purgation forte, il faut choisir le sulfate de magnésie; si l'on se propose de continuer plusieurs jours l'effet purgatif, on aura beaucoup à se louer du choix d'une eau minérale qui possède les divers sels neutres purgatifs, combinés à peu près comme ils le sont dans le sérum. Le voisinage des eaux de Brides permet de remplir cette dernière indication. Je n'ai point cependant la pensée qu'il faille proscrire absolument l'usage de l'eau de Moutiers en boisson, car à doses faibles d'un demi-verre à un verre et demi, elle est tonique et stimulante. Les sels qu'elle contient homogènes avec ceux du sérum du sang, sont absorbés et peuvent le reconstituer dans une certaine mesure.

M. Rotureau fait remarquer, à propos de l'eau de la Kurbrunnen, que si on la prend à faibles doses, au lieu de purger elle amène de la constipation; il ajoute que les médecins de Nauheim l'emploient souvent de cette manière pour diminuer les sécrétions muqueuses trop abondantes de l'intestin, et guérir sûrement certaines diarrhées séreuses difficiles à arrêter par les moyens connus. Les eaux de Moutiers, qui ont presque la même composition chimique, donnent les mêmes résultats dans des cas semblables.

Mais c'est surtout en bains et en douches que ces eaux sont le plus efficaces. « Il n'y a pas de doute, dit le Dr Savoyen dans le bulletin déjà cité, que pendant le bain une certaine quantité de matières salines a été absorbée, car le baigneur ne tarde pas d'éprouver de l'altération, à peu près comme s'il en eût bu un verre ou deux. Après le bain, la peau conserve cette espèce d'enduit salé; on s'en assure facilement en mettant la langue en léger contact avec une des parties du corps qui ont plongé dans le bain;... une excitation sensible est fixée à la peau et cela même au dépens du tube digestif, en occasionnant la constipation. »

On a l'immense avantage à l'établissement de Moutiers de prendre le bain à eau courante et avec une température invariable de 33 à 34 degrés C. (1). Les malades, surtout les enfants, peuvent séjourner longtemps dans les baignoires sans courir le risque de prendre froid, ce qui arrive trop souvent lorsque l'eau du bain n'est pas constamment renouvelée.

(1) La température de l'eau à la source étant de 36º à 38º cent., le bain n'a jamais plus de 33 à 34º,

Les eaux de Moutiers sont légèrement excitantes, non pas à cause de leur température, qui est celle des bains tièdes ou chauds sédatifs, mais par leur forte minéralisation.

Elles activent la circulation, rougissent la peau, provoquent la sueur, hâtent la menstruation et sont aphrodisiaques d'après les observations du Dr Tresal. (*Salins, près Moutiers*, notice par le Dr Tresal.)

INDICATIONS THÉRAPEUTIQUES.

§ III.

« Les eaux de Salins sont toniques par excellence, dit le Dr Laissus, on usera de leur puissante action reconstituante dans toutes les maladies chroniques caractérisées par la faiblesse, l'atonie ou l'asthénie, [toutes les fois en un mot qu'il s'agira de tonifier et de remonter l'organisme. »

Elles donnent d'excellentes résultats chez les sujets lymphatiques qui sont plus que tous les autres prédisposés à la scrofule. Les enfants chez lesquels on craint de voir se développer cette diathèse sont à ce point fortifiés par les bains de Salins que M. le Dr Tresal n'a pas craint de dire de ces eaux, *qu'elles sont celles des enfants.*

Ce fait que le lymphatisme prédispose à la scrofule a sa sanction dans cet axiome de médecine, à savoir : que plus un organe fonctionne, plus il est facilement atteint par la maladie. Or le lymphatisme est justement caractérisé par un développement et une prédominance exagérés du système lymphatique, dont la scrofule est la maladie.

Dans le nord, le poumon l'emporte en activité sur les autres organes : la pneumonie et la bronchite y sont très-communes. Dans les pays chauds, le foie fonctionne d'une manière exagérée, et c'est là que l'on trouve tout le triste cortège des affections de ce viscère. Par une raison inverse on ne rencontre pas le sarcocèle syphilitique chez les jeunes sujets et, les vieillards et les enfants sont à l'abri de la stomatite mercurielle.

Le tempérament lymphatique exagéré prédispose donc à la scrofule : mais cette affection peut atteindre aussi, quoique plus rarement, les tempéraments sanguins et bilieux.

M. Rotureau divise la scrofule en trois périodes qu'il appelle : la première d'*incubation*, c'est l'exagération du tempérament lymphatique; la seconde de *localisation*, caractérisée par les engorgements ganglionnaires et le gonflement articulaire; la troisième de *suppuration*, c'est la plus longue, et sa gravité est d'autant plus grande qu'on l'abandonne aux seules forces de la nature.

A quelque période que soit parvenue cette maladie, les eaux de Moutiers la guérissent sûrement ; mais il faut persévérer dans le traitement et ne pas prendre pour une guérison complète le mieux-être qu'éprouvent tous les scrofuleux pendant l'été.

Ces eaux réussissent très-bien aussi dans la chloro-anémie, surtout si l'on a soin de combiner les bains de Moutiers avec l'usage en boisson des eaux de Brides qui combattent la constipation et reconstituent le sérum du sang. Elles sont encore employées avec succès dans les affections qui ont pour cause les excès vénériens tels que : abus du coït, onanisme, nymphomanie, etc. Mais il faut ici se rappeler que les bains d'eau courante employés à Moutiers, sont aphrodisiaques : et il ne faut pas négliger de faire accompagner les jeunes malades par une personne sûre pendant la durée du bain.

Les eaux salées de Moutiers donnent aussi de très-heureux résultats, dans l'impuissance précoce. Voici comment la Revue des deux mondes du 15 mai 1855 a mis en relief cet effet aphrodisiaque commun aux eaux de Nauheim et de Moutiers.

« Enfin une propriété des bains de Nauheim, qu'ils soient d'eau ou de gaz, existe encore, et ne doit certes pas être passée sous silence. Que le baigneur soit nonchalemment étendu dans son bain, dont l'eau se renouvelle et où l'acide carbonique bouillonne sans cesse, ou qu'il prenne un bain de vapeur carbonique, il ne tarde pas à ressentir sur la peau, dans toutes les parties du corps un agréable chatouillement, une délicieuse titillation qui surexcitent et trompent souvent les défaillances de l'âge ou d'une précoce faiblesse. »

Les affections rhumatismales, certaines dermatoses chroniques et rebelles chez des sujets scrofuleux, par exemple le psoriasis, l'ichthyose, sont très-améliorées par les eaux de Moutiers ; il en est de même des paralysies périphériques dont nous avons parlé à propos des eaux d'Aix de Marlios et de Challes :

« Ces eaux, dit le D' Laissus sont contre-indiquées dans les affections aiguës, à quelque période que ce soit. Elles ne doivent pas être employées chez les personnes prédisposées aux congestions du cerveau, aux attaques d'apoplexie et de manie; on s'en abstiendra également dans les maladies de poitrine, dans les affections organiques du cœur et des gros vaisseaux, dans les hémorrhagies actives et dans tous les cas de fièvre hectique et de marasme fort avancé.

« Les eaux de Moutiers sont encore contre-indiquées dans les affections aiguës et même subaiguës du bas-ventre et de la matrice. On n'en usera qu'avec une grande circonspection dans les affections nerveuses caractérisées par une irritabilité excessive. »

BRIDES.

Source thermale sulfatée calcique sodique.

§ I.

Le village de Brides est situé à trois kilomètres de Moutiers, dans une vallée étroite où la vigne et les noyers se mêlent aux sapins, et qui est enserrée dans des hautes montagnes couronnées par les glaciers de *Pralognan* et de la *Plagne*.

Son élévation au-dessus du niveau de la mer est de 570 mètres. La température moyenne pendant l'été est de 16° à 20° c.

L'établissement est ouvert du 15 mai au 15 octobre. Il se compose de plusieurs baignoires, d'une piscine et d'une douche.

La température de l'eau est de 38° c. Son débit est de 300,000 litres par jour.

Ces eaux comme celles de Moutiers sont passées sous silence par la plupart des hydrologistes : cependant leur riche minéralisation et les remarquables effets thérapeutiques qu'elles produisent, leur assignent une place importante dans la thérapeutique hydrominérale, et permettent de les comparer aux eaux de Carlsbad avec lesquelles elles ont du reste de nombreux points de ressemblance.

MM. Gubler et Pétrequin sont les seuls médecins étrangers à la Savoie qui en fassent mention. M. Pétrequin, dans son excellent livre que j'ai déjà cité plusieurs fois, traite avec quelques développements les propriétés médicales des eaux de Brides.

M. le Dr Laissus fils, médecin de l'établissement, a écrit une excellente monographie sur les sources de Brides, il donne toutes les indications nécessaires au baigneur qui recourt à ces eaux salutaires, et au touriste qui visite cette région alpine. Le lecteur y trouvera tous les détails que le manque d'espace m'empêche de signaler ici.

L'analyse chimique de 1,000 grammes de l'eau de Brides, faite à l'Académie de médecine de Paris en 1862, a donné :

	grammes.
Sulfate de chaux..............	2,350
— de soude.............	1,031
— de magnésie	0,700
Chlorure de sodium...........	1,222
Carbonate de chaux..........	0,325
Carbonate de protoxyde de fer..	0,016
Silice.....................	0,042
Iode, arsenic, phosphate.......	traces.
Total............	5,686

Des matières organiques recueillies dans l'eau de Brides renfermaient de l'iode et de fortes proportions d'arsenic en combinaison avec le fer.

ACTION PHYSIOLOGIQUE.

§ II.

J'ai dit que l'eau de Brides avait beaucoup d'analogie avec celle de Carlsbad, je donne ici l'analyse de cette dernière source pour que le lecteur puisse juger par lui-même de cette ressemblance.

Analyse de 1,000 grammes d'eau du Sprudel à Carlsbad par Berzélius.

Acide carbonique...............	0.33 à 0,44
	GR.
Sulfate de soude................	2,58715
Chlorure de sodium.............	1,03852
Carbonate de soude.............	1,26237
— de chaux.............	0,30860
— de strontiane...........	0,00096
Magnésie.....................	0,17834
Silice.	0,07515
Peroxyde de fer...............	0,00362
Oxyde de manganèse...........	0,00084
Fluate de chaux...............	0,00320
Phosphate de chaux............	0,00022
» d'alumine...........	0,00032
Total...........	5,45927

La seule différence consiste donc en ce que les 2 grammes environ de carbonate de soude et de chaux contenus dans les eaux de Carlsbad sont remplacés dans celles de Brides par 2 grammes de sulfate de chaux. Nous verrons plus loin que la ressemblance est encore plus frappante au point de vue des résultats thérapeutiques.

Ces eaux se prennent surtout en bains et en boisson.

L'emploi à l'intérieur donne lieu à deux sortes d'effets, l'*effet purgatif* et l'*effet tonique*.

1° Prises à doses massives de 6 à 9 verres par intervalles rapprochés de dix en dix minutes, elles donnent lieu à plusieurs évacuations alvines qui ne sont accompagnées d'aucune colique. L'appétit loin d'être diminué est augmenté dans de notables proportions. On peut donc prolonger ce mode de traitement aussi longtemps que la maladie l'exige, et cela sans avoir à redouter ces inflammations de l'intestin qui se montrent par l'usage longtemps continué, des eaux purgatives plus chargées en chlorure de sodium ou en sulfate.

En étudiant l'action physiologique des eaux de Saint-Gervais, je montrerai que les sels neutres purgent par irritation en augmentant le liquide intestinal, et en provoquant la contractilité de la tunique musculaire, c'est-à-dire en augmentant les mouvements péristaltiques de l'intestin.

Mais cette action *irritante* ne se fait pas seulement sentir sur la muqueuse intestinale, la muqueuse stomacale et les glandes salivaires par l'intermédiaire de leurs canaux excréteurs, la subissent aussi dans une certaine mesure, et il en résulte une plus grande production de salive et de suc gastrique. Enfin, par l'irritation produite sur l'extrémité du canal cholédoque, les sécrétions du foie et du pancréas sont activement sollicitées. Il est dès lors facile de se rendre compte de l'excellent résultat qu'on pourra obtenir par la méthode purgative longtemps continuée, toutes les fois qu'il s'agira de débarrasser l'estomac des saburres qui l'encombrent, ou qu'il faudra activer la sécrétion du suc gastrique; dans l'asthénie de cet organe et dans tous les engorgements des canaux biliaires et de l'organe du foie.

C'est aussi un moyen excellent de dissiper la pléthore générale, de combattre la tendance aux congestions et de les résoudre lorsqu'elles sont formées.

J'ai dit plus haut que l'appétit, loin d'être diminué par ces purgations continuelles est augmenté, et que les digestions sont plus faciles; en voici l'explication. Cette méthode de traitement longtemps continuée, amène une véritable déperdition contre laquelle l'organisme lutte au moyen d'une alimentation plus abondante, en outre, comme nous l'avons déjà vu, elle augmente toutes les sécrétions, et favorise ainsi singulièrement la digestion et l'assimilation.

2° L'effet tonique est produit par l'eau pure en boisson à *dose altérante*, mauvais mot qui veut dire à petites doses séparées par de longs intervalles (ainsi de 4 à 6 verres espacés d'heure en heure), alors l'eau ne purge plus, elle est absorbée par la muqueuse gastro-intestinale et passe dans la circulation.

Si l'on se reporte à l'analyse de cette source, on verra que les sels neutres dont elle se compose sont les mêmes que ceux du sérum (ils existent en proportion un peu plus considérable dans ce dernier) : nul doute dès lors qu'ils ne puissent reconstituer la partie aqueuse du sang.

Pour comprendre plus facilement l'action générale de ces différents sels sur l'économie, il est nécessaire de dire quelques mots de leur action prise isolément.

Le chlorure de sodium et le sulfate de soude, d'après M. le professeur Gubler, accroissent l'activité des combustions et aident les globules rouges à devenir rutilants; ils rendent le sérum plus dense et augmentent sa capacité pour les matières albuminoïdes : c'est-à-dire, que plus on augmente les sels dans le serum, plus les matières albuminoïdes sont retenues sans causer de troubles dans l'économie.

« Le chlorure de sodium dit encore M. Gubler, est le meilleur stimulant des fonctions digestives, et l'un des excitants généraux les plus utiles dans les affections de langueur, l'anémie, la chlorose des scrofuleux et des tuberculeux. On l'emploie comme tonique général dans les cachexies et les maladies asthéniques. » (Gubler, commentaires du Codex.)

Poggiale a remarqué, par l'usage longtemps continué du sel marin à dose de 10 grammes par jour, l'augmentation notable des globules sanguins et une diminution proportionnelle dans le chiffre de l'albumine.

Enfin MM. Pétrequin et Socquet résument ainsi les propriétés du chlorydrate de soude :

1° « A une certaine dose au delà de 5 à 6 grammes à la fois, il exerce une action vomitive et surtout laxative;

2° « A doses moins élevées, il favorise les digestions, aiguise l'appétit et augmente la nutrition sans augmenter la masse du corps;

3° « Absorbé, il devient éminemment diurétique et se trouve éliminé presque en totalité par les reins;

4° « Enfin, par son action dissolvante sur la fibrine et l'albumine il rend le sang moins coaguable, active toutes les sécrétions, tend à détruire les dépôts albumineux qui s'opèrent au sein de nos organes, et peut avec le temps amener l'amaigrissement et un état scorbutique (1).

On ne sait presque rien des effets du sulfate de chaux sur l'économie. J'ai commencé quelques expériences sur l'action de ce sel, mais

---

· (1) Le sulfate de soude a les mêmes propriétés que le chlorure de sodium. M. Boussingault en fait un succédané du sel marin pour la nourriture des animau elles ne sont pas encore assez complètes pour que je puisse en donner ici le résumé. Cependant je crois pouvoir affirmer dès à présent, que le sulfate de chaux a une action laxative et diurétique assez marquée à la dose de 3 à 5 grammes par jour.

D'après Fontan, le sulfate de chaux se transformerait en partie en sulfure de calcium, et il explique par ce fait l'action remarquable des eaux de Louëche dans les dermatoses.

MM. Pétrequin et Socquet (*op. cit.*) résument ainsi les effets des eaux sulfatées calciques :

« 1o Les eaux sulfates calciques influencent d'une manière bien évidente les voies urinaires, augmentent l'abondance des urines et impressionnent la muqueuse vésicale.

« 2o Plusieurs d'entre elles (Brides Weissembourg) paraissent affecter plus spécialement les voies respiratoires, observation que MM. Joncquières, Rusch, Pointe, etc. ont pleinement confirmée pour les sources de Weissembourg, et les docteurs Savoyen, Laissus et Socquet pour celles de Brides.

« 3o Enfin ces eaux prises en boisson à la dose de plusieurs verrées dans la matinée, purgent à des degrés divers; mais cet effet laxatif est loin d'être constant et ne leur est pas essentiel. »

Ces eaux renferment du fer dans des proportions appréciables, ce qui contribue à les rendre efficaces dans l'anémie et la chlorose. Ce sont là en effet les deux grandes indications de cette seconde méthode de traitement par les eaux de Brides.

Leur température ne dépassant pas 38o, on ne peut guère donner à Brides que des bains tièdes de 35o à 36° : c'est là tout le secret de leur effet hyposthénisant habituel.

Enfin elles contiennent aussi des traces d'arsenic dont l'utilité dans les dyspepsies et les affections cutanées est incontestable.

INDICATIONS THÉRAPEUTIQUES.

§. III.

1o *Affections de l'appareil digestif et de ses annexes.* — Les eaux de Brides, prises en boisson à doses purgatives, donnent de très-heureux résultats dans les dispepsies produites par l'état saburral de la muqueuse digestive. Elles sont très-efficaces dans les gastralgies contre lesquelles on a vainement essayé les traitements les plus rationnels tels que les narcotiques, le bismuth, etc. Elles sont aussi avantageusement prescrites, après l'ingestion de substances irritantes pour l'estomac et les intestins, et à la suite d'une ou de plusieurs indigestions qui entretiennent l'acescence de l'estomac.

Les diarrhées rebelles sont presque toujours guéries par leur emploi à l'intérieur, à petites doses et convenablement espacées.

Les médecins qui ont écrit sur les effets des eaux de Brides s'accordent à leur reconnaître une action tonique très-marquée sur la muqueuse intestinale. Ce fait d'observation suffit à expliquer comment on triomphe des constipations les plus opiniâtres par l'usage de ces eaux longtemps continuées, et cela sans qu'on ait à craindre les récidives.

Elles favorisent encore singulièrement l'expulsion des oxyures vermiculaires, des ascarides lombricoïdes et même du tænia.

Mais c'est surtout dans les affections du foie que ces eaux opèrent des cures remarquables; et malgré ma résolution de ne publier aucune observation dans cette courte notice, je ne puis résister au désir de faire connaître ici les résultats merveilleux qu'elles ont donnés dans la maladie d'une personne qui m'est bien chère.

Voici le résumé de cette observation intéressante :

Mme B..., âgée de 46 ans, excellente santé antérieure, n'ayant jamais habité les pays chauds. 5 enfants robustes. Chagrins profonds à la suite desquels se déclare un ictère persistant, qui passe du jaune-clair au jaune-foncé, puis au jaune-vert-foncé. Prurit violent. Selles d'abord grisâtres, puis complètement décolorées, urines vert-olive. Commencement de fièvre hectique et émaciation prononcée. Pas de calculs dans les selles, ni de douleurs aiguës. Tous ces symptômes arrivent à leur summum après dix mois. A cette époque le foie est dur, mais non bosselé, il dépasse d'une main le rebord costal, et donne lieu à des douleurs sourdes et même lancinantes dans l'hypochondre droit.

L'hypertrophie de l'organe est manifeste. M. le Dr Bernutz, de Paris, croit à une dégénérescence du foie. La malade très-amaigrie et affaiblie est envoyée à Vichy. Le Dr Pupier constate ces différents symptômes et dirige le traitement. Après une cure de trente jours; la malade revient de Vichy encore plus affaiblie, l'émaciation est à son comble, la vue elle-même faiblit considérablement. Tous les symptômes énumérés plus haut persistent; il survient, en outre, de larges éphélides hépatiques sur les paupières et dans la région du foie.

M. Teissier (de Lyon) appelé en consultation, malgré l'état très-grave de la malade, et après avoir constaté l'absence de bosselures et de mamelons sur le foie, pense que l'hypertrophie du foie et les autres symptômes, sont le résultat de l'obstruction des canaux biliaires produite par leur inflammation, il ne croit pas à une dégénérescence de l'organe et conseille comme dernière espérance une cure à Carlsbad. Mon père ayant eu déjà occasion de constater les effets remarquables des eaux de Brides, en tout point semblables à ceux produits par les eaux de Carlsbad, envoie la malade à Brides (son état ne permettait pas, du reste, un voyage trop long). Le Dr Laissus prescrit les eaux de Brides à doses purgatives de 7 à 8 verres le matin ; purgation abondante, 4 ou 5 garde-robes. Après dix jours, les selles, qui étaient restées décolorées pendant douze mois, et dont la consistance était celle de la crème fouettée, commencent à se colorer légèrement et à se former; les urines sont plus claires et plus abondantes, la vue redevient bonne.

Le traitement purgatif est bien supporté, on le continue pendant un mois. L'appétit est excellent, les digestions sont bonnes, les forces reviennent, la fièvre hectique disparaît et l'émaciation cesse. La malade revient dans sa famille dans un état satisfaisant, elle fait quelque temps après une cure de raisin. Les selles et les urines sont presque normales. Il y a toujours un peu d'amaigrissement, mais peu à peu il fait place à un léger embonpoint. Les éphélides seules persistent ainsi que la coloration jaune des conjonctives. L'hiver est assez bon. Au printemps, nouvelle cure à Brides après laquelle la guérison est complète, elle ne s'est pas démentie depuis deux ans, malgré une grossesse très-heureuse survenue quelques mois après la saison de Brides (1),

(1) Cette observation m'est personnelle : j'ai eu occasion de suivre cette grave maladie et d'accompagner la malade à Brides où la guérison s'est faite sous mes yeux.

Il est probable qu'on a eu affaire ici à une congestion chronique du foie, causée par l'obstruction des canaux biliaires. C'est, du reste, l'opinion de l'éminent médecin de Lyon, M. Teissier. La conclusion que je veux tirer de cette observation, c'est que les eaux de Brides donnent des résultats merveilleux là où les eaux de Carlsbad sont indiquées. J'ajouterai que cette grossesse survenant à la suite du traitement, chez une personne arrivée à l'époque de la ménopause, prouve que les eaux de Brides sont excellentes contre la stérilité, lorsqu'elle est liée à une faiblesse générale de tout l'organisme.

Les eaux de Brides sont donc très-efficaces dans les engorgements du foie et des canaux biliaires, dans la lithiase biliaire ; enfin dans la diarrhée bilieuse. Il faut remarquer ici, que ce n'est pas la diarrhée qu'on guérit, car elle vient de ce qu'une grande partie de la graisse n'est pas employée dans l'économie ; mais on agit en provoquant une diacrise abondante et en faisant vider plus rapidement la vésicule et les canaux biliaires, le foie sécrète alors plus activement, il utilise, pour la changer en bile, une plus grande quantité de graisse et la diarrhée cesse peu à peu.

Dans le foie gras par alcoolisme ou par empoisonnement paludéen, dans la cirrhose commençante, ces eaux donnent souvent de bons résultats. Elles agissent aussi dans les affections causées par les calculs biliaires, en tonifiant les canaux excréteurs et en provoquant leur contraction.

Les Européens qui ont habité longtemps les pays chauds, et en sont revenus avec le foie et la rate hypertrophiés, et qui sont tourmentés par des accès hépatiques violents, trouveront à Brides un remède presque assuré à leurs souffrances (1).

C'est donc en toute conscience que le Dr Laissus (fils) a pu dire des eaux de Brides, qu'elles sont « *spécifiques* dans les maladies du foie à l'égal des sources les plus renommées, telles que Vichy et Carlsbad. »

2° *Affections de l'appareil cérébro-spinal.*—Les eaux de Brides sont

(1) Les rates hypertrophiées par la cachexie paludéenne, sont aussi très-améliorées par ces eaux.

très-utiles dans les congestions cérébrales, dans l'hémiplégie et dans certaines paralysies par épanchement; elles diminuent la tendance aux congestions et font résorber les épanchements lorsqu'ils sont formés.

3º *Maladies de l'appareil génito-urinaire.*—Nous avons déjà vu que ces eaux augmentent singulièrement la sécrétion urinaire, elles seront donc excellentes pour exciter les reins et les canaux excréteurs de l'urine, pour entraîner les graviers et favoriser l'expulsion des calculs. Elles sont aussi appliquées avec succès aux deux époques critiques de la vie des femmes, au moment de la puberté, et à l'époque de la cessation des fonctions menstruelles. Dans l'aménorrhée et la dysménorrhée, dans l'ovarite chronique simple, enfin dans les engorgements du corps de l'utérus et du col et dans la leucorrhée, elles donnent toujours d'excellents résultats.

4º *Affections diverses.* — La quantité considérable de sulfate de chaux que contiennent les eaux de Brides contribue à les rendre très-remarquables.

Encausse (Haute-Garonne) contient par litre.	2 gr. 13	de sulf. de chaux
King's Bath. (Angleterre)................	1 14	—
Weissembourg (Suisse) (Canton de Berne)...	1 48	—
Loueche (Suisse) (Valais)................	1 05	—
Brides (Savoie)........................	2 23	—

Toutes les stations que nous venons de nommer, sauf celle de Brides, sont presque exclusivement minéralisées par le sulfate de de chaux, et c'est à ce sel qu'elles doivent leurs propriétés médicales. Les eaux de Brides, quoique déjà très-remarquables par les autres principes minéraux dont elles se composent, donnent aussi, en thérapeutique, les mêmes résultats que les sources mentionnées plus haut.

Encausse est depuis longtemps renommée pour la guérison des fièvres intermittentes; à Weissembourg, on guérit surtout les catarrhes chroniques, enfin Louëche a la spécialité des affections dartreuses cutanées.

Brides possède, au même degré, toutes les propriétés curative. que nous venons d'énumérer.

Bertier.   5

Le lymphatisme, la scrofule, l'anémie sont presque toujours améliorés ou guéris par l'usage combiné des eaux de Brides et de Moutiers.

Dans certaines chloroses pour lesquelles on a essayé vainement tous les moyens rationnels, tels que le fer, le quinquina, l'hydrothérapie, ces eaux intus et extra ont amené des guérisons qui semblaient désespérées, et ravivé des forces près de s'éteindre.

Elles donnent encore d'excellents résultats dans l'obésité, dans la pléthore veineuse abdominale (la vénosité de Braün), dans les congestions pulmonaires et de l'appareil uro-génital. Enfin, à doses toniques, elles augmentent, comme nous l'avons dit, la densité du sérum et sa capacité pour les matières albuminoïdes, de là leur efficacité dans l'albuminurie.

« Ces eaux, dit le Dr Laissus, sont contre-indiquées dans toutes les maladies accompagnées d'un état fébrile, dans les affections aiguës des voies digestives, dans l'épilepsie essentielle, dans la phthisie pulmonaire très-prononcée, dans les hydropisies actives, dans les altérations organiques et profondes du cœur et des gros vaisseaux, et dans les désorganisations utérines très-avancées.

SAINT-GERVAIS.

Sources thermales sulfatées sodiques.

§ I.

On se rend à Saint-Gervais par Genève. De cette ville partent tous les matins des voitures publiques, qui mènent en sept ou huit heures à l'établissement thermal.

Les bains de Saint-Gervais sont situés au fond d'une petite vallée qui s'ouvre dans celle de Chamounix, au pied du Mont-Blanc, et à une élévation de 600 mètres au-dessus du niveau de la mer.

Cette altitude déjà notable et l'atmosphère résineuse de bois de frêne et de sapin, qui ombragent ce vallon sont très-utiles au traitement.

La température moyenne pendant les cent jours que dure la saison thermale est de 14° cent., d'après le Dr Payen, ancien médecin de ces eaux.

La saison commence le 10 juin et finit le 30 septembre.

La durée de la cure est de vingt-cinq à quarante-cinq jours.

Les sources, au nombre sept, ont été découvertes en 1806, par M. Gonthard, sur les indications de quelques bergers, qui faisaient paître leurs troupeaux dans cet endroit.

Elles sourdent sur la rive droite d'un torrent impétueux, le Bonnant, qui vient des glaciers du Mont-Blanc, et peut offrir par lui-même une excellente ressource thérapeutique.

Voici le nom des sources :

1° Source extérieure ou de la buvette ;

2° Source voisine ;

3° Cinq sources de la galerie du sous-sol. Leur température varie entre 38° et 40° cent.

Les deux premières sources ont à peu près la même composition. L'eau de la Buvette est recouverte d'une couche de barégine au-dessous de laquelle l'eau est claire et limpide. Elle est très-facilement digérée par les malades ; mais elle est lourde à l'estomac des personnes bien portantes.

L'analyse de cette eau, faite en 1849 par M. Bourne, a donné pour 1,000 grammes d'eau :

Sulfate de calcium....................	0,00420
Carbonate de chaux....................	0,17330
Bicarbonate de chaux.................	0,23133
Sulfate de chaux.....................	0,84208
— de soude.....................	2,03492
— de potasse....................	0,06591
Chlorure de sodium...................	1,60337
— de magnésium................	0,11623
Silice...............................	0,04250
Alumine	0,00480
Total...........	5,11687

Voici maintenant la composition chimique des trois principales sources de la galerie.

Elles émergent dans un souterrain de 10 mètres de longueur sur 1 de largeur et 2 de hauteur :

Pour 1,000 grammes d'eau, on trouve :

Sources	A.	B.	C. ferr.
Sulfure de calcium........ ....,.	0,0238	0,00801	
Carbonate de chaux...................	»	»	0,17166
Bicarbonate de chaux...	0,21130	0,23300	»
Sulfate de chaux.....................	0,05660	0,86000	0,87156
Carbonate de soude...................	0,08568	»	»
Sulfate de soude.....................	0,82162	2,00094	1,97320
— de potasse................,........	»	0,06218	0,08548
Chlorure de sodium.................·......	1,79456	1,66284	1,97320
— de Magnésium...............	0,12490	0,12?67	0,12486
Silice...............................	0,03700	0,04600	»
Alumine............................	0,00700	0,00400	0,04000
Oxyde de fer.....................·.......	»	»	0,00625
Total des matières fixes........	2,33891	4,99954	5,24621

Gaz acide sulfhydrique 0,00316   0,0159 cent. cub.

A ces principes, il faut ajouter l'iode dont la présence a été recon-
nue par M. Grange, et l'arsenic trouvé dans ces eaux par M. Charles Calloud , mais en quantité impondérable.

ACTION PHYSIOLOGIQUE.

§ II.

Au point de vue chimique, les différentes sources offrent peu de
différences. L'une d'elles cependant, la source ferrugineuse, ne contient ni sulfure alcalin, ni hydrogène sulfuré, mais on y trouve de
l'oxyde de fer en quantité appréciable. .

Il appartient au clinicien de discerner les indications qui peuvent
résulter de la plus ou moins grande quantité de principes fixes contenus dans ces eaux. Je me bornerai à étudier ici leur effet physiologique général.

Prises en boisson, à la dose de 4 à 6 verres, elles sont purgatives :
elles donnent lieu à 3 ou 4 selles, qui ne sont accompagnées d'aucune colique.

Cette action purgative est due au sulfate de soude et de chaux, au
chlorure de magnésie et un peu au chlorure de sodium. On sait que
les sels neutres alcalins et terreux, purgent par irritation directe de
la muqueuse intestinale : il s'établit à leur contact une fluxion et
une congestion qui favorisent la transsudation du sérum. On a admis
aussi que l'effet purgatif a lieu par exosmose : cette théorie, qui

semble exacte, lorsqu'il s'agit d'une eau très-chargée en sels, comme les sources sulfatées magnésiennes sodiques fortes (Birmenstorff, par exemple), n'a plus sa raison d'être, lorsque l'eau absorbée est moins dense que le sérum du sang ; telles sont les sources de Saint-Gervais et de Brides.

J'admets donc que, dans le premier cas seulement, cette action par exosmose concourt avec l'action *irritative* au résultat final, qui est la purgation; mais je crois, avec M. Gubler, qu'il faut complètement rejeter cette théorie d'outre-Rhin, qui, partant de cette donnée inexacte, à savoir que l'eau et les autres liquides sont absorbés exclusivement par l'estomac, explique la purgation par l'arrêt de l'absorption intestinale, avec continuation de phénomènes d'excrétion, augmentés par la surabondance des sels neutres dans le sérum.

L'imagination un peu fantaisiste de savants Allemands nous a trop habitués, dans ces dernières années à mille conceptions hasardées pour que celle-ci nous étonne outre mesure.

M. Armand Moreau a du reste rendu irréfutable cette doctrine de l'irritation, par des expériences très-concluantes sur les animaux. Après avoir placé une anse d'intestins entre deux ligatures, il y injecte une solution de sulfate de magnésie, et immédiatement on voit s'établir, à cet endroit seulement de l'intestin, une supersécrétion de sérum, qui finit par distendre complètement l'espace compris entre les deux fils.

Cette action laxative, très-utile lorsqu'il faut obtenir une dérivation sur l'intestin, dans le cas d'eczéma, par exemple, d'impétigo et même de pemphigus, n'a lieu, avec ces eaux, qu'à doses massives et rapprochées; mais, à doses faibles et éloignées (méthode altérante), elles ne purgent presque plus : elles sont alors absorbées, passent dans le sang et vivifient le sérum.

Le sulfate de potasse que renferment ces eaux ne s'adresse plus au sérum, comme les sels de soude : on sait que les sels de potasse entrent dans la composition des muscles, de l'élément nerveux et des hématies (1) : le sulfate de potasse répare donc ces éléments divers, et concourt pour sa part à produire un effet tonique.

(1) Je renvoie pour tout ce qui a trait à cette question à la thèse remarquable de mon ami le Dr Joly (physiologie et pathologie générale de l'hématie, Paris 1872).

Il en est de même du fer, qui augmente les globules, et de l'arsenic si utile dans les dyspepsies et dans certaines affections de la peau.

Il me reste à parler du résultat obtenu par les moyens balnéothérapiques extérieurs, pour avoir déterminé les principaux caractères de l'action physiologique des eaux de Saint-Gervais.

M. Rotureau, dans un excellent livre sur les eaux minérales de l'Europe, dit qu'elles produisent, « un effet hyposthénisant assez habituel et assez marqué pour qu'on ne puisse le mettre en doute. On a fait, ajoute-t-il cette remarque avec d'autant plus de surprise que l'on s'attendait, à priori, à une action contraire, à raison de la minéralisation et de la thermalité, relativement assez élevée de l'eau de Saint-Gervais. »

Il me semble que la très-minime quantité de principes sulfureux que renferment ces eaux peut suffire à l'explication de cette particularité. Nous avons déjà fait remarquer, à propos des eaux d'Aix-les-Bains, qu'une eau minérale, employée en bains, était stimulante presque exclusivement en raison de la température du bain, et des moyens mécaniques employés, tels que le massage, la percussion de l'eau, etc. Nous avons aussi montré que la proportion de l'agent minéralisateur, dont il faut tenir grand compte, lorsque l'eau est prise en boisson, est presque insignifiante, quand il s'agit des moyens d'application externes (1).

Nous avons vu que les eaux de Saint-Gervais renferment une faible quantité de sulfure alcalin. Elles sont, en outre, chlorurées sodiques faibles, et contiennent un gaz hyposthénisant, l'hydrogène sulfuré. Il n'y a donc rien dans cette minéralisation qui puisse faire songer à une action excitante ; le massage et la douche sont en outre, fort peu employés à Saint-Gervais, et on y prend les bains à une température relativement faible : toutes ces raisons expliquent assez cet effet sédatif ordinaire.

(1) Nous faisons une exception pour les eaux chlorurées sodiques fortes et sulfureuses fortes, qui produisent une certaine excitation à la peau.

§ III.

Plusieurs maladies sont de la sphère d'activité des sources de Saint-Gervais.

Elles agissent merveilleusement dans la diathèse dartreuse, non pas seulement par une action locale, mais encore d'une manière générale en s'adressant à la constitution même du sujet.

Ce mot de diathèse dartreuse, interprété de plusieurs manières, me force d'entrer dans quelques détails. Le professeur Hardy nous apprend et nous croyons avec lui, qu'elle est caractérisée par un ensemble de lésions élémentaires différentes, réunissant trois caractères principaux, l'hérédité, la récidive, la tendance à s'étendre à la surface du corps, et guérissant sans laisser de cicatrice.

Cette définition exclut tout ce qui se rapporte aux éruptions parasitaires, à la scrofule, à la syphilis et aux autres éruptions symptomatiques. Elle embrasse cinq genres : l'eczéma, le lichen, l'impétigo, le pityriasis et le psoriasis.

Le lichen et le pityriasis succèdent souvent à l'eczéma, dont ils sont certainement une modalité ; quant à l'impétigo, par sa marche, ses caractères et sa terminaison, il se rapproche tout à fait de l'eczéma dont il est impossible de le distinguer, si l'on n'a pas vu l'affection au début. Pour ce qui est du psoriasis, nous en faisons un genre tout à fait à part.

Ces différentes manifestations d'une même diathèse affectent tantôt des sujets lymphatiques et scrofuleux, tantôt des sujets nerveux ou des constitutions pléthoriques hémorroïdales. Chez les premiers, l'eczéma, par exemple, est généralement très-humide ; chez les seconds, il est presque toujours sec.

Que l'on tienne compte dans le traitement de ces affections, du terrain sur lequel est greffée la lésion, rien de plus juste et de plus nécessaire ; mais il nous paraît difficile d'admettre avec M. Bazin, l'éminent médecin de Saint-Louis, qu'il y ait par exemple un eczéma scrofuleux, un eczéma arthritique, un eczéma syphilitique, offrant des caractères tranchés qui puissent servir à les différencier les uns des autres. Cette distinction ne repose pas, à mon avis du moins, sur des signes certains, et le traitement commandé par les divers cas ne donne pas un résultat conforme à la théorie, ainsi que j'ai pu m'en convaincre maintes fois dans le service de mon excellent maître, M. Hardy.

Les eaux de Saint-Gervais conviennent merveilleusement dans la deuxième et la troisième période de l'eczéma. Suivant le degré de sécheresse et l'humidité de la lésion, on donne l'eau à doses purgatives ou à doses altérantes, et en bains dans les deux cas. C'est l'opinion de mon savant ami, M. Billout, inspecteur de ces eaux.

Les eaux de Saint-Gervais sont indiquées en second lieu et d'une manière certaine pour les deux principaux éléments de la pléthore veineuse, savoir : l'état pathologique produit par les hémorrhoïdes, et la constipation. Elles agissent sur le premier de ces deux symptômes par une action qu'on aurait appelé autrefois désobtruante, et guérissent les douleurs qui accompagnent souvent ce flux sanguin.

Elles combattent aussi très-bien la constipation, celle surtout que M. Billout appelle passive, parce qu'elle est due à une atonie générale de la muqueuse intestinale. Leur action dans ce cas n'est pas seulement passagère, elle n'est pas suivie de rechutes, comme il arrive après les purgatifs en général ; les garde-robes redeviennent régulières, la guérison se maintient et persiste, non pas toujours après une seule saison, mais sûrement après deux ou trois cures successives.

Ces eaux ont encore une action très-remarquable dans certaines affections de l'estomac, dans la dyspepsie et la gastralgie. L'une de ces affections, d'après M. Durand-Fardel, serait asthénique, l'autre serait au contraire sthénique : dans le premier cas on se trouvera bien de l'eau en boisson, dans le second cas, c'est aux bains qu'il faudra recourir, car ils ont une propriété sédative très-marquée.

Ces eaux ont beaucoup d'analogie avec celles de Brides, et je renvoie à ces dernières pour les contre-indications.

COISE (Savoie).

Source alcaline et iodurée.

§ I.

Les eaux de Coise sont situées à quelques kilomètres de Mont-mélian (chef-lieu de canton de la Savoie), sur la rive gauche de l'Isère, au pied de la colline de Villard'héry, dominée elle-même par celle de Montmayeur, où se dressent encore deux tours, derniers vestiges du célèbre château de ce nom.

Elles se prennent en boisson ; et leur température invariable est de 12_0 c. Transportées en bouteilles, elles se conservent sans subir aucune altération.

La source donne 40,000 litres d'eau par vingt-quatre heures.

Il n'y a pas d'établissement à Coise.

Voici leur analyse d'après Pyram-Morin (1851).

Gaz non dissout dans l'eau, pour 1000 volumes.

Acide carbonique.............	24
Azote...........................	274
Hydrogène proto-carboné.........	720

Substances dissoutes dans 1000 grammes d'eau.

Gaz.

Acide carbonique..........	4,80	0,0095
Oxygène.......................	4,40	0,0063
Hydrogène proto-carburé...........	14,75	0,0171
Azote	20,65	0,0262
Total....................	44,60	0,0591

Sels.

	gr.
Bicarbonate de soude................	0,8136
— de potasse..............	0,0045
— d'amoniaque............	0,0151
— de magnésie............	0,0191
— de chaux...............	0,0115
Sulfate de magnésie..................	0,0033
Phosphate de chaux................	traces
Silicate d'alumine...................	0,0162

Iodure de magnésium................ 0,0077
Bromure de magnésium............... 0,0045
Chlorure de magnésium.............. 0,0034
Chlorure de sodium................. 0,0041
Crénate d'oxyde de fer............. 0,0020
                                    ‾‾‾‾‾‾
        Total..................... 0,9020

Glairine.

Glairine soluble dans l'alcool...................... 0,0074
    —   insoluble................................... 0,0048
                                                      ‾‾‾‾‾‾
                                                      0,0122
                                                      ‾‾‾‾‾‾
            Total.................... 0,9142

L'eau de Coise est remarquable :

1o Par la quantité de bicarbonate alcalin presque pur qu'elle contient, savoir : 0 gr. 84, c'est-à-dire que sur 0 gr. 87 de bicarbonate, elle ne renferme que 0 gr. 03 de carbonate terreux ;

2° Par la présence de sels iodurés et bromurés en quantité très-appréciable ;

3' Par le sel ammoniacal qu'elle renferme, qui est en quantité, qu'on ne rencontre que fort rarement et dont on devra tenir compte en employant l'eau de Coise ;

4° Par la présence d'une grande quantité de glairine, substance peu étudiée au point de vue médical ;

5° Par l'hydrogène carboné qui reste en solution malgré le transport ;

6° Par la proportion très-faible qu'elle contient de sulfate, de chlorure, de magnésie, de chaux et de sels qui se précipitent pendant l'évaporation.

L'eau de Coise peut donc être placée au nombre des eaux alcalines iodurées, les plus simples dans leur composition et les plus faciles à supporter par les malades.

§ II. — ACTION PHYSIOLOGIQUE ET EFFETS THÉRAPEUTIQUES.

« Prise avant le repas, l'eau de Coise augmente énergiquement l'appétit : cette stimulation est poussée chez quelques personnes jusqu'à la boulimie ; elle se digère avec une grande facilité sans occasionner ni pesanteur ni fatigue . . . . L'eau de Coise ne paraît pas augmenter sensiblement les urines ; mais elles deviennent alcalines sous son influence (Dubouloz, Eau minérale de Coise 1852) « si l'on compare les effets physiologiques dans les eaux minérales de Challes, Marlioz, Coise, Saxon, avec ceux que nous avons vu appartenir à l'iodure de potassium, on restera frappé de leur ressemblance. L'action sur les voies urinaires, sur le tube digestif, sur la peau, tout des deux côtés jusqu'à l'ivresse iodique est presque identique. Il y a plus : M. Dubouloz et après lui M. Rilliet, de Genève, ont constaté les effets de la saturation iodique (palpitations, amaigrissement) par l'usage prolongé de l'eau de Coise. De ce rapprochement il est facile de voir que les eaux minérales iodurées développent sur l'économie une action physiologique qui dépend évidemment de leur minéralisation par l'iode. » (Pétrequin et Socquet. Traité général des eaux minérales.) D'après les expériences de M. Duroy, l'iode est un antiseptique, il détruit les organismes inférieurs : cette action explique très-bien à mon avis les résultats que M. Dubouloz a obtenu dans les fièvres intermittentes par l'usage de l'eau de Coise. L'iode pris à hautes doses rend, d'après Kuss, le plasma du sang plus fluide; il augmente les globules rouges, active la circulation et élève la température. Il donne lieu à une combustion plus active et à une destruction plus abondante de la graisse et des autres éléments. C'est ainsi que par son usage longtemps continué on observe l'atrophie des mamelles et des testicules (1). Cette action exagérée nous explique comment à doses modérées il peut résoudre les engorgements divers.

L'iode s'élimine par les glandes salivaires et le rein, aussi est-il diurétique et sialagogue. Il passe pour être excitant des règles et aphrodisiaque.

Le bicarbonate alcalin, que les eaux de Coise contiennent dans de notables proportions, les rend très-digestives. Ce sont d'après M. le professeur Gubler d'excellentes eaux de tables qu'il faut placer à côté de Condillac, Saint-Galmier, Saint-Simon, etc.

« Les eaux de Coise, dit M. Dubouloz, sont un puissant antistrumeux, l'iode et le brome sont sans doute deux agents d'une grande valeur pour produire ce résultat; mais on doit aussi tenir compte de la parfaite assimilation des aliments, pendant que les malades sont soumis au régime des eaux minérales de Coise et de l'énergie

(1) Cette opinion est contredite par certains auteurs (Rabuteau, *Elément de thérapeutique*. Paris, 1870).

qu'elles impriment surtout aux fonctions disgestives. (Dubouloz, loc. cit.)

Ce savant médecin affirme n'avoir jamais échoué avec cette eau dans le traitement du goître endémique, lorsque le malade n'a pas atteint 35 ans, et M. Barrion (1) l'a aussi expérimentée sur 37 personnes goîtreuses de l'hospice d'aliénés de Saint-Robert (Isère) qui toutes ont été guéries sauf une seule, qui avait 78 ans.

Enfin M. Dubouloz a signalé les bons effets des eaux de Coise dans les ulcères scrofuleux, les exostoses, les tumeurs blanches, la dysménorrhée, les engorgements de l'utérus, du foie, de la rate et les dyspepsies.

LA BAUCHE (Savoie),

Source ferrugineuse protoferrée, bicarbonatée et crénatée.

§ I.

Les eaux de la Bauche sourdent à 20 kilomètres de Chambéry. Elles sont très-actives et contiennent plus de fer que les eaux les plus réputées de cette classe, telles que Spa, Pirmont, Bussang, Orezza, Forges, etc. Découvertes il y a à peine quelques années par M. le comte Crotti de Costigliole, elles ont en très-peu de temps conquis le premier rang parmi leurs congénères.

On trouve à la Bauche d'excellents hôtels, une buvette très-bien installée. des baignoires en nombre suffisant et tous les appareils nécessaires pour un traitement *hydrothérapique*.

La vallée de la Bauche est élevée de 500 mètres au-dessus du niveau de la mer. Elle est dominée par de hautes montagnes couronnées de forêts de sapins. L'air vif et pur qu'on y respire est en harmonie avec la médication ferrugineuse et hydrothérapique.

Ces eaux se conservent indéfiniment en bouteilles : elles sont de toutes leurs congénères les moins altérables et les plus minéralisées (2).

(1) De l'eau minérale de Coise. (Thèse, Montpellier, 1867.)
(2) Utilité des eaux minérales transportées, La Bauche, par le Dr Comandré médecin aux eaux de Cauterets (Hautes-Pyrénées).

Analyse de l'eau de la Bauche rapportée à 1,000 grammes, par Ch. Callond.

Gaz de l'air (oxygène et azote) quantité indéterminée.
Gaz acide sulfhydrique libre (traces).

Acide carbonique libre.....................	0,03500
Bicabonate de chaux.......................	0,25180
— de magnésie....................	0,12129
— de protoxyde de fer............	0,14257
— de potasse.....................	0,02150
— d'ammoniaque..................	0,02850
— de manganèse.................	0,00350
Crénate de protoxyde de fer...............	0,03050
— de potasse.......................	0,01950
— d'ammoniaque...................	0,01450
Hyposulfite de soude......................	0,04215
Phosphate de chaux.......................	0,01026
Chlorure de sodium.......................	0,00473
Iodure alcalin (traces sensibles.............	»
Alumine ⎱	0,01450
Silice ⎰	
Glairine ⎱	0,01200
Extrait humide ⎰	
Total.....................	0,72230

« L'analyse, dit M. le Dr Guilland, avait pressenti et expliqué les précieuses qualités de cette source d'après l'alcalinité notable de son eau, assez forte pour désaciduler le vin. Elle avait constaté la simplicité de sa minéralisation, due pour les quatre cinquièmes à des bicarbonates ferreux, calcique et magnésien, sa légèreté spécifique, sa température constante à 12° centigrades, la proportion sensbile de ses sels ammoniacaux si propres à faciliter la digestion. L'absence totale de gypse dans le sol, constatée géologiquement par M. l'abbé Vallet, professeur de physique, avait déjà fait présager qu'elle ne contenait aucun sulfate.

Enfin sa proportion de bases ferreuses (17 centigrades en protoxyde et en crénate de fer), en harmonie avec les bornes de l'assimilation du fer au sein de nos organes, est aussi forte que possible, sans cesser d'être compatible avec les prérogatives de sa classe : saveur agréable, parfaite digestibilité. L'absence presque complète de sa veur atiramentaire dans l'eau de la Bauche, malgré sa forte proportions en protoxyde de fer, peut s'expliquer aussi par la présence d'une notable quantité de glairine qui enveloppe pour ainsi dire le fer et adoucit son impression sur l'organe du goût. » (L'eau de la Bauche, par le Dr Guilland, 1868.)

§ II. — ACTION PHYSIOLOGIQUE.

Le fer (1), d'après Grisolle, stimule les fonctions digestives; Trousseau, au contraire, affirme que cet agent thérapeutique trouble la digestion. Ces illustres médecins, tout en émettant deux opinions diamétralement opposées, ne s'éloignent cependant ni l'un ni l'autre de la vérité : Trousseau faisait ses expériences sur des sujets bien portants, Grisolle sur des malades. L'action du fer est en effet différente dans les deux cas.

Les préparations de fer (solubles) sont astringentes, elles resserrent la muqueuse stomacale, dépriment par suite l'appétit, et font naître la dispepsie et la constipation. — Ces symptômes seront très-accusés, si l'on a affaire à des sujets bien portants; mais si on les donne à des individus débilités dont les tissus sont mous et relâchés, elles tonifient les organes en les resserrant, augmentent l'appétit et facilitent la digestion.

M. Quévenne a fait des expériences sur les chiens pour déterminer les règles suivant lesquelles se fait l'absorption du fer, et il est arrivé à ces conclusions, savoir :

1o Sur 50 centigrammes de fer réduit par l'hydrogène (c'est la préparation qui s'absorbe le mieux), il n'y en a que 5 centigrammes d'absorbé;

2o L'assimilation augmente avec la quantité donnée, mais elle n'est pas en rapport avec cette même quantité;

3o L'estomac dissout mieux ce médicament aux repas qu'à l'état de vacuité;

4o Enfin diverses substances favorisent l'absorption du fer; ce sont : les excitants tels que le café, le safran, l'absinthe, les amers, les alcalins, et en général tous les agents qui provoquent la sécrétion du suc gastrique.

(1) L'excellent cours de M. Martin-Damourette m'a beaucoup aidé dans cette étude difficile.

Après son absorption, le fer agit à la manière d'un aliment. Il augmente les globules rouges comme l'accuse la coloration rosée des lèvres. Il peut même provoquer la pléthore et une éruption d'acné chez les personnes bien portantes.

L'usage des préparations ferrugineuses produit quelquefois la pesanteur de tête, la céphalalgie même, la constipation, la tendance au sommeil après les repas, la diminution de l'aptitude au travail intellectuel, etc. Mais ces différents troubles sont très-rares avec l'eau naturelle de la Bauche. Bientôt les globules deviennent plus nombreux, il y a par conséquent plus d'oxygène absorbé, et les phénomènes de nutrition sont activés. La température s'élève, les forces nervo-musculaires sont accrues ; enfin l'urée est augmentée dans l'urine (1).

Que la chlorose soit une maladie primitive du sang, ou en premier lieu une maladie nerveuse, ou des ganglions, elle se traduit par une diminution des globules et de l'activité nerveuse. Le fer rétablit l'équilibre dans ces deux systèmes.

On sait que les globules blancs se forment dans la rate et dans les ganglions : ils deviennent rouges dans le foie. Mais, pour acquérir leur complet développement, ils doivent être oxygénés par la respiration. Il n'est donc pas étonnant que les affections du foie, de la rate et des poumons amènent une anémie très-prononcée, et il est nécessaire, pour se rendre maître de l'hypoglobulie, que ces trois organes reprennent leurs fonctions normales, et que le jeu des poumons se fasse dans un air pur fortement ozonisé (2). Aucun endroit ne remplit mieux cette dernière indication que la ravissante vallée de la Bauche.

(1) Les expériences de M. le professeur Gavarret prouvent, en effet, que l'oxydation organique, qui n'est autre chose qu'une action chimique, produit : 1° la force thermique ou chaleur, 2° la force musculaire, 3° la force nerveuse.

(2) L'oxygène, comme nous venons de le voir, se combine aux globules ; mais il jouit encore de la propriété de changer une partie de l'albumine des globules en plasmine, qui est nécessaire à la formation de la fibrine du sang et des muscles. C'est dans la rate que les globules perdent cet albumine qui devient plasmine, puis fibrine. Cette dernière se change elle-même en névrine et en musculine, c'est ainsi que s'explique l'augmentation des forces nervo-musculaires

Le fer s'élimine par l'urine, il est donc diurétique. Il produit, en outre, de fréquentes envies d'uriner, quelquefois même un peu de dysurie. Il s'élimine aussi, en petites quantités par les poils et les cheveux (Martin-Damourette).

INDICATIONS THÉRAPEUTIQUES

Les eaux de la Bauche sont indiquées contre les dyspepsies atones ou parétiques des sujets débilités. Elles sont reconstituantes dans toutes les hypoglobulies, telles que anémie, chlorose, scorbut, etc.

Anémie. — La diminution des hématies constitue ici toute la maladie (1). L'anémie en effet arrive à la suite de saignées trop copieuses, d'hémorrhagies abondantes, d'une alimentation insuffisante, des privations ou des abus de toutes sortes. Cette affection est accidentelle, le fer et les aliments animalisés en viennent à bout en un mois ou six semaines.

Chlorose. — L'hypoglobulie n'est pas toute la maladie, il y a une autre cause obscure et lente dans son action, qui amène cette affection, l'entretient, et tend à la perpétuer par la lésion des fonctions assimilatrices. — «Il faut dire aussi, écrivent MM. Trousseau et Pidoux, parce que c'est une vérité que l'on comprend en vieillissant dans la pratique, que le fer, après avoir amendé rapidement les accidents les plus graves de la chlorose, devient quelquefois tout à coup impuissant et nous laisse désormais en présence d'une maladie qu'il semble dominer en général avec tant de facilité. Le médicament, dans ces cas, agit d'autant moins sûrement que l'affection est plus ancienne et surtout que les récidives sont plus fréquentes.» (*Traité de thérapeutique*, Trousseau et Pidoux.)

Ce qu'il faut alors à ces organismes lorsque la chlorose n'est pas entretenue par une lésion organique quelconque, c'est une cure à une station minérale qui puisse reconstituer le sérum qui n'est pas moins appauvri que les globules.

Nous avons vu en traitant les indications thérapeutiques des eaux de Brides qu'elles répondent parfaitement à cette dernière indication.

Quelquefois le phénomène dominant de la chlorose, dit M. le

(1) Voir thèse citée (D' Antonien Joly).

Dr Martin-Damourette, est l'anémie; d'autres fois, elle consiste surtout dans des troubles nerveux, tels que : chorée, hystérie vaporeuse, ou dans des névralgies dont le caractère est d'être mobile, passant de la face aux espaces intercostaux, aux bras, etc , sans être fixées toujours au même endroit, comme dans les névralgies rhumatismales. Le fer guérit parfaitement tous ces accidents, mais il serait nuisible dans l'hystérie convulsive et dans la leucorrhée congestive.

Les eaux de la Bauche sont encore efficaces dans les différentes cachexies symptomatiques, la cachexie cancéreuse, scrofuleuse, par suppuration, par combustion fébrile, la cachexie paludéenne, la cachexie leucocythémique, syphilitique, mercurielle, scorbutique, saturnine; mais il est nécessaire pour arriver à un résultat satisfaisant de leur associer la viande crue.

La phthisie n'est pas modifiée par le fer ; mais il peut soutenir les forces dans la période de cachexie de cette affection.

Je résume les contre-indications, avec M. Pâtissier, dans les lignes suivantes : « Tout ce qui précède doit faire pressentir que les eaux minérales ferrugineuses ne conviennent ni aux individus pléthoriques, ni dans les maladies qui sont accompagnées d'un certain éréthisme vasculaire; on doit également y renoncer dans les affections chroniques de la poitrine (Rapp. cité, 1841).

EVIAN ET AMPHION (HAUTE-SAVOIE),

Sources athermales, amétalliques, bicarbonatées faibles.

Un service régulier de bâteaux à vapeur relie Evian à Genève : la traversée se fait en trois heures.

La petite ville d'Evian est dans une position unique en Europe. Bâtie en amphithéâtre au bord du lac Léman, en face de Lausanne et de la rive Vaudoise, adossée aux derniers contreforts des Alpes qui la protégent contre les vents froids, elle jouit d'un climat exceptionnel que viennent tempérer, pendant les fortes chaleurs de l'été, les brises du lac.

Bertier.   6

Cette station est située à 384 mètres au-dessus du niveau de la mer. La saison commence en juin et finit en octobre.

Le voisinage des sources d'Amphion, leur ressemblance avec celles d'Evian sont des raisons suffisantes pour les réunir dans une étude commune.

Evian a trois sources principales, qui sont : 1° la source Cachat, 2° la source Guillot, 3° la source Bonnevie.

Voici l'analyse de la première de ces sources faite en 1851, à l'Ecole des mines de Paris. Pour 1,000 grammes d'eau on trouve :

Bicarbonate de chaux......................	0,1940
Magnésie................................	0,0130
Soude..................................	0,0200
Potasse	0,0060
Phosphate de soude......................	0,0014
Total des matières fixes..............	0,2344

Gaz acide carbonique libre 0,0010 grammes.

Cette eau comme toutes celles d'Evian est transparente, limpide, incolore et sans goût prononcé. Sa température est de 11° centigrades.

La source émerge dans le jardin même des bains. Il y a deux buvettes : l'une à la source, l'autre à quelques mètres au-dessous dans la cour de l'établissement.

L'analyse de la source Guillot, faite en 1841 par Pyran Morin, a trouvé pour 1,000 grammes d'eau :

Bicarbonate de magnésie......................	0,2439
— de chaux........................	0,1256
— de soude........................	0,0194
— de potasse......................	0,0062
— de protoxyde de fer................	0,0033
Ammoniaque................................	0,0006
Oxyde de manganère........................	traces
Combinaison de potasse de fer et de matière organique.....................................	traces
Sulfate de magnésie........................	0,0068
Nitrate de chaux..........................	0,0100
Chlorure de sodium........................	0,0037
Silice..................................	0,0080
Alumine................................	0,0027
Glairine................................	0,0350
Matière bituminense........................	q. ins.
Total des matières fines..............	0,4652

Cette eau a les mêmes caractères physiques que la précédente; mais elle contient en outre du fer et du manganèse.

La température de cette source est de 12° C.

3° L'eau de Bonnevie, analysée à l'École des mines de Paris, a donné :

Bicarbonate de chaux	0,2210
— de magnésie	0.0130
— de soude	0,0300
— de potasse	0,0070
Phosphate de soude	0,0017
Total des matières fines	0,2647
Gaze acide carbonique libre	0,0970 gram.

Cette source est tout à fait semblable à celle de Cachat, sa température est aussi de 11° C.

Amphion est à 2 kilomètres d'Evian. Au bord du lac, dans une situation que la nature et l'art ont faite ravissante, on y trouve trois sources :

1° Grande source, 2° Petite source, 3° Source de l'hôtel.

Ces trois sources ont à peu près la même composition. La grande source seule a été analysée par M. Gaultier de Claubry. Elle a donné pour 1000 grammes d'eau.

Bicarbonate de chaux	0,1870
— de magnésie	0,1210
— de soude	0,0510
Phosphate de fer	0,0060
Silice	0,0160
Chlorure de sodium	0,0013
Azotate d'ammoniaque } Matière organique	0,0195
Sulfates	traces.

La température de cette source est de 11° C.

Action physiologique et principales indications thérapeutiques des eaux d'Evian et d'Amphion. — Les eaux d'Evian et d'Amphion se prennent en boisson, en bains et en douches ; mais il faut surtout attacher de l'importance à la cure interne.

Les effets diurétiques diaphorétiques et même purgatifs qu'elles produisent quelquefois ne sont pas dus à leurs qualités intrinsèques ; mais ils doivent être attribués à la grande quantité d'eau que boivent certains malades.

L'eau d'Evian joue dans l'économie le même rôle physiologique que l'eau ordinaire qui est un des médicaments les plus employés en thérapeutique (1). Les tisanes dont nous faisons un si fréquent usage dans une foule d'affections, agissent surtout par l'eau, et leurs substances aromatiques ne servent qu'à les faire mieux supporter par l'estomac.

On sait aussi que l'eau compte pour les neuf dixièmes dans le poids du corps. Si on ajoute ou si l'on retranche quelque chose à cette proportion, on rompt l'équilibre dans les diverses fonctions, et l'organisme se trouve placé dans des conditions particulières.

Le succès des sources d'Evian est dû à ce qu'elles sont parfaitement tolérées par l'estomac ; on peut en boire des quantités considérables sans éprouver aucune fatigue. Cette tolérance tient à la faible minéralisation de l'eau à l'absence de sulfate, à sa légère alcalinité, enfin à l'air pur et vivifiant qu'on respire dans ce ravissant pays, loin des préoccupations et du tumulte des affaires.

Les eaux d'Evian sont sédatives, à la manière de l'eau fraîche qui est calmante et antiphlogistique.

Elles donnent d'excellents résultats dans la gastralgie, le pyrosis, la dispepsie accompagnée d'éructations acides ; dans les irritations chroniques des intestins avec flatuosités, diarrhées ou coliques. (Andriez, 1848 et Dupraz, 1854.)

Dans les engorgements chroniques du foie, de la rate et des glandes du mésentère, dans les calculs biliaires, elles jouissent d'une propriété fondante remarquable.

(1) On a remarqué qu'en mettant dans la seringue de Pravaz de l'eau distillée, on calmait les douleurs, comme avec la solution de morphine.

Mais c'est surtout dans les affections des voies génito-urinaires que les eaux d'Evian produisent des cures merveilleuses : ainsi, dans la gravelle, les coliques néphrétiques, le catarrhe vésical, etc.

Enfin, elles sont encore indiquées dans les névroses caractérisées par le désordre des mouvements, et dans l'hystéricisme, le vaginisme, les viscéralgies et les gastralgies. Les eaux légèrement ferrugineuses d'Amphion peuvent en outre aussi améliorer la chlorose et l'anémie.

TABLE DES MATIÈRES.

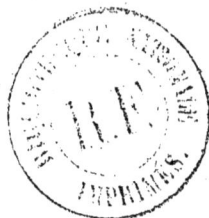

Paris. A. PARENT, imprimeur de la Faculté de Médecine, rue Mr-le-Prince. 31.

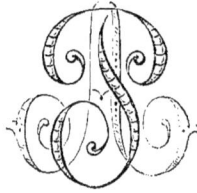

BIBLIOTHÈQUE NATIONALE DE FRANCE

3 7531 03286531 4

www.ingramcontent.com/pod-product-compliance
Lightning Source LLC
Chambersburg PA
CBHW050604210326
41521CB00008B/1107